Simon Douet

Coach de vie "Mon histoire au service de la vôtre"

Simon Douet

Coach de vie "Mon histoire au service de la vôtre"

Experts

Impressum / Mentions légales
Bibliografische Information der Deutschen Nationalbibliothek: Die Deutsche Nationalbibliothek verzeichnet diese Publikation in der Deutschen Nationalbibliografie; detaillierte bibliografische Daten sind im Internet über http://dnb.d-nb.de abrufbar.

Information bibliographique publiée par la Deutsche Nationalbibliothek: La Deutsche Nationalbibliothek inscrit cette publication à la Deutsche Nationalbibliografie; des données bibliographiques détaillées sont disponibles sur internet à l'adresse http://dnb.d-nb.de.

Coverbild / Photo de couverture: www.ingimage.com

Verlag / Editeur:
Éditions Vie
ist ein Imprint der / est une marque déposée de
OmniScriptum GmbH & Co. KG
Bahnhofstraße 28, 66111 Saarbrücken, Deutschland / Allemagne
Email: info@editions-vie.com

Herstellung: siehe letzte Seite /
Impression: voir la dernière page
ISBN: 978-3-639-85264-6

SIMON DOUET

Coach de vie

Mon histoire au service de la vôtre

Je dédie ce livre à tous ceux qui ont fait ce que je suis,
et à tous ceux qui feront ce que je serai.

C'est dans l'interaction que nous évoluons et construisons le lien social.

Préface

12 ans : le tiers de nos vies...Une longue amitié...

C'est en 2001 que j'ai rencontré Simon à l'école expérimentale de Pons. Cette expérience professionnelle douloureuse mais riche nous a tous deux rapproché. Puis, chacun s'est lancé dans sa propre voie. A l'issue de ces deux ans, Simon s'est naturellement tourné vers le social : insertion, éducation, reconversion...Il a choisi d'aider l'autre, de travailler pour et avec l'humain. Je sais, en tant que psychologue, que nous ne choisissons rien par hasard, que notre histoire guide nos choix et cet ouvrage en est la preuve : Simon se livre avec pudeur dans un exercice difficile qu'est l'écriture autobiographique.

Son histoire est emplie d'amour et de solidarité, d'entraide et de liens intergénérationnels. Nourri de toutes ces valeurs et ces préceptes conscients et inconscients, il est devenu cet épicurien humaniste qui aime s'entourer de ses amis et qui s'engage pleinement dans tout ce qu'il fait : sport, travail, construction de maison, mari et père...Toujours d'humeur égale, il est fondamentalement optimiste et souriant.

Son parcours professionnel diversifié est venu enrichir cette personnalité déjà ouverte à l'expérience de l'autre. Lorsque l'on est jeune travailleur, il apparait important de se sentir soutenu par une équipe ou une structure. Ses expériences sont souvent variées de par leurs fonctionnements et leurs dysfonctionnements. Puis lorsque l'on murit, on se lance dans un autre type d'aventure.

Le coaching de vie est donc bien la suite logique du parcours personnel et professionnel de Simon. Sa vision de l'accompagnement, son attachement à ne pas se mettre en position de toute-puissance, l'importance exprimée de la confiance et du respect sont autant de pierres angulaires indispensables à ce métier. Il s'y lance de tout son être, de toute son énergie et avec l'humour et la franchise qui le caractérisent.

Nul doute que chacun y trouvera son compte.

Carine Leroy
Psychologue

Introduction

Bienvenue à vous chères lectrices et chers lecteurs.

Je vous propose une lecture un peu différente de celles dont vous pourriez avoir l'habitude.

Ce livre n'est pas un roman, ni une simple autobiographie. Ce n'est pas non plus « un guide pratique pour les nuls » et encore moins un livre de recettes magiques. Et je ne suis pas un écrivain, ni un prophète.

Vous amener à lire ce livre est pour moi un gros challenge car il se veut accessible à tous, permettant à chacun de s'y retrouver à un moment ou à un autre.

Il y a un moment dans la vie, où nous regardons en arrière pour faire une sorte de bilan sur ce que nous avons été, sur ce que nous sommes, et ainsi pouvoir définir ce que nous voulons devenir. Il est difficile de choisir ce moment. Aujourd'hui, il s'impose à moi et vous comprendrez, à la fin de votre lecture, l'importance de le partager avec vous.

Vous allez entrer dans mon univers et apprendre à me connaître, à me comprendre. Vous allez découvrir comment je me suis construit et ainsi partager les grandes étapes et rencontres de ma vie ; comprendre en quoi ce projet de coach de vie est aussi lié à mon parcours professionnel ; percevoir ce que peut être le coaching de vie. En tout cas, la vision que j'en ai et l'intérêt que j'y trouve.

J'ai donc découpé le livre en trois chapitres distincts. J'ai choisi cette méthode entonnoir afin de vous amener à suivre mon propre cheminement, mais vous êtes libre de lire les chapitres dans l'ordre de votre choix.

Le coaching de vie est un métier en devenir et donc plein d'incertitudes. Comme toute nouvelle pratique, la méfiance est de mise. Dans le domaine de l'accompagnement de l'autre, il est plus que nécessaire de savoir et de comprendre qui est en face de nous pour pouvoir lui accorder notre confiance.

Pour cela, j'ai décidé d'aller au bout de mes idées et de mes convictions. Je suis prêt à me livrer tel que je suis, à accepter et à utiliser la critique.

Ecrire sur soi est un exercice difficile qui laisse souvent entrevoir une certaine subjectivité. J'ai donc sollicité mon entourage afin de prendre en compte leur ressenti et ainsi pouvoir être le plus objectif possible.

Certes j'ai écrit ce livre pour moi, mais je l'ai aussi écrit pour vous. J'espère que vous y découvrirez un peu de vous-même.

Je vous souhaite une agréable lecture, en espérant avoir de vos nouvelles prochainement.

Sincèrement.

Premier chapitre

Comprendre et accepter le passé, vivre au présent et construire le futur

Lorsqu'un choix transforme le hasard en destin…

Je m'appelle Simon. Je suis né il y a 36 ans, à Nantes, dans des conditions un peu particulières lesquelles (comme pour chacun d'entre nous), vont déterminer le cours de mon existence.

C'est pendant ses vacances en Dordogne, que ma mère rencontre Yannick, mon père. L'histoire ne dure que quelques jours mais ce flirt coïncide avec le jour de ma conception.
Je suis donc le fruit d'un amour de vacances.

Ma mère rentre tout juste dans la vie active. À 19 ans, elle vient d'accéder à un peu d'indépendance vis-à-vis de ses parents et ne veut en aucun cas passer directement par la case « mariage ». Cette grossesse est un véritable choc.

Aussi, malgré les sollicitations de mon père et des familles respectives, ma mère décide de m'élever seule, « en mère célibataire ». A cette époque, cela n'est plus une honte mais le regard des autres subsiste.

Ma mère fait alors le premier choix de sa jeune vie d'adulte ; il va engendrer des conséquences sur notre vie commune et nos vies respectives. Ses parents vont avoir un rôle important dans notre vie et me donner une place privilégiée. Elle qui rêvait de légèreté et d'insouciance, se retrouve dans un rôle de jeune maman, avec le renoncement et la responsabilité que cela entraîne. Elle est donc écartelée entre son besoin de liberté et les engagements qu'elle a pris envers moi (au-delà de l'amour inconditionnel qu'elle me porte).

Ses parents voient bien que leur fille a besoin d'espace de liberté mais ne l'approuvent pas. Ils sont ravis d'accueillir leur petit-fils et ne refusent jamais de s'en occuper.

L'incompréhension des uns et culpabilité de l'autre créent des tensions entre eux.

La petite enfance : étape essentielle à la construction de soi.

Après un rapide passage en crèche où je dépéris à vue d'œil, me voilà chez une super assistante maternelle, « Tata Boucher ». Chez elle, je trouve affection, stabilité et je me refais une santé en deux temps trois mouvements. Ma mère n'est pas en rivalité avec ma nounou. Bien au contraire, elle a une totale confiance et ne se sent pas jugée. C'est une famille ressource pour nous deux.

Je découvre ainsi mon premier modèle familial, une base des plus importantes.

Ma mère veut créer son propre foyer, un cocon pour nous deux et ainsi ne plus être dépendante de ses parents. Elle a le sentiment que la situation lui échappe et que sa mère prend une place qui n'est pas la sienne, vis-à-vis de moi.

L'été 1979, à 21 ans, elle rencontre le premier homme avec lequel elle souhaite partager son quotidien, notre quotidien. Il est plus âgé qu'elle de 12 ans, est divorcé et a deux enfants (dont la garde est confiée à leur mère). Il est responsable et très affectueux avec moi. J'ai deux ans et c'est ma première image paternelle. Je l'appelle donc très vite « Papa Jacques ». Ma mère m'explique comme elle peut que ce n'est pas mon « vrai » Papa, mais pour moi c'est mon papa de cœur.

Ma mère semble avoir trouvé un équilibre, et de mon côté je retourne régulièrement chez mes grands-parents. Ils me considèrent « un peu » comme leur fils.

L'été 1980, nous emménageons tous les trois à la campagne, dans une maison que Jacques vient de finir de rénover. Ma mère a pris une année sabbatique et est très présente pour ma première année d'école maternelle. Je suis, dit-elle, un petit garçon adorable et sociable. En même temps, c'est ma mère...

Au fil du temps, les relations entre ma mère et Jacques se dégradent et l'année suivante c'est la première rupture. Ma mère nous trouve alors un petit appartement dans le centre-ville de Nantes, pendant que je suis en vacances avec mes grands-parents. Elle reprend le travail et je fais ma deuxième année de maternelle dans une école privée du centre-ville. Je suis triste, et mon « Papa Jacques » me manque, je ne comprends pas la situation (en même temps j'ai tout juste trois ans !).

Ma mère ne supporte pas la solitude et Jacques lui manque : elle revient avec lui. Mais au début de 1982, après une semaine à la montagne avec mes grands-parents, ma mère annonce sa rupture sans donner de raisons précises.

Un soir, alors que ma grand-mère vient me chercher à l'école, la maîtresse l'interpelle pour lui dire qu'elle est inquiète pour moi. Elle lui dit que je fais des crises de larmes tous les matins, et que je lui ai dit être triste que ma Maman n'aime plus mon Papa.

Selon ma grand-mère, je vis difficilement la séparation et demande souvent à voir mon « Papa Jacques ».

Aux vacances de Pâques, nous partons avec ma mère en Dordogne. Pour ma plus grande joie, Jacques et sa fille nous rejoignent et nous sommes à nouveau réunis. A la fin de l'année scolaire (été 82), nous laissons l'appartement et retournons vivre à plein temps à la campagne. Ma mère travaillant et moi allant à l'école en ville, nous faisons la route matin et soir. Heureusement, elle ne travaille pas le mercredi !

Je n'ai que très peu de souvenirs de ces années, et ils me semblent tous agréables. Les moments douloureux se sont évanouis.

Pourtant, malgré toutes ces tentatives, ma mère et Jacques ne sont pas destinés à vivre ensemble et l'été 83, c'est l'ultime rupture. Pendant que je suis en vacances avec mes grands-parents, ma mère trouve un nouvel appartement dans la banlieue nantaise et la vie doit reprendre sans cette présence paternelle. Jacques accepte de me prendre avec lui quelques week-ends pour adoucir la séparation. Il a été ma première image paternelle de l'âge de 2 à 6 ans et s'est comporté avec moi comme si j'avais été son fils, ce dont je le remercie infiniment. Par la suite, je n'aurai plus l'occasion de le revoir.

L'enfance : entre pères et paires.

Ma mère supporte mal la solitude, bien que nous soyons très proches l'un de l'autre. J'aime passer du temps avec elle, rencontrer ses amis et l'accompagner à la salle de sport.

Dès la fin septembre, elle rencontre un jeune homme très sympathique, Olivier. Il est comme un grand frère avec moi : il me fait beaucoup rire et s'intéresse à moi. Il s'installe avec nous au début de l'année 1984, dans un nouvel appartement pas très loin de chez mes grands parents.

Nous allons souvent tous les trois rejoindre ces derniers sur le terrain qu'ils louent, dans un camping en bord de mer. J'y vais en vacances tous les étés depuis que j'ai trois ans, je m'y suis créé de nombreuses relations.

Avec Olivier, je joue beaucoup et il me fait découvrir divers sports (football américain, basket, boomerang...). Ma mère, de son côté, me donne le goût du patin à glace et je me mets au hockey sur glace. Pour ce qui est du football, je pratique depuis un moment avec mon Papy, qui lui-même a arrêté sa carrière à 60 ans. Vous comprendrez un peu plus tard l'importance que le sport a pris dans ma vie.

En septembre 1984, Olivier part au service militaire et revient à chaque permission. A son retour définitif, un an plus tard, il est partagé entre l'envie de devenir reporter photographe et celle de rester avec nous. Le manque d'argent et l'avenir incertain font peur à ma mère et elle décide de rompre. Début 1986, nous revoilà tous les deux.

Bien sûr, mes grands-parents font courageusement front face à la vie chaotique de ma mère, et sont toujours très présents pour moi. Ils sont inquiets car ils voient bien que leur fille ne trouve pas la stabilité qu'elle recherche. Elle passe d'une expérience à une autre, et elle est malheureuse de m'entraîner dans son sillage, de compromettre mon équilibre, mais elle est incapable de vivre seule avec moi.

A cette époque, ma mère, pour combler le vide de sa vie amoureuse et ayant toujours adoré le sport, s'inscrit dans un club dans lequel elle fait de la danse, du stretching, de la musculation, du squash. Elle y va pratiquement tous les soirs après le boulot et le week-end. Je la rejoins souvent après l'école et je suis adulé (dit-elle) par tous ses copains et copines qui m'adoptent sans l'ombre d'une hésitation. Tout le monde est aux petits soins pour moi et ma mère sort de ces cours défoulée, apaisée et gaie. Nous rencontrons plein de gens, nous bougeons, je suis à l'aise comme un poisson dans l'eau dans cette ambiance festive et sportive. Je commence mon initiation au squash.

Cette année-là, je profite pleinement de ma mère et de ses amis.

A l'école, j'ai une bande de copains-copines formidable. Ma mère est toujours d'accord pour les inviter à la maison et je suis aussi souvent invité chez eux. Nous formons un petit noyau très soudé et l'amitié revêt pour moi une importance capitale dès mon plus jeune âge.

A cette époque aussi, je fréquente le centre aéré le mercredi car ma mère travaille maintenant à temps plein. Je pars aussi en colonie de vacances où je pratique des activités sportives diverses et variées : des moments riches de partage et de sentiments d'indépendance, de liberté.

Je ne ressens pas de déséquilibre ou de mal être, j'ai une vie riche et pleine de rencontres. Ceci me permet de développer une certaine adaptabilité aussi bien aux environnements qu'aux personnes.

C'est à cette période que je vais rencontrer pour la première fois mon père. La première tentative de ma mère, par courrier, pour lui demander de venir me rencontrer (je me pose des questions sur la réalité de son existence) ayant échoué un an auparavant, ma grand-mère décide de contacter par téléphone la mère de mon père. Intention louable, seul bémol, elle le fait sans en parler à sa fille...

Si bien qu'un soir, alors que nous rentrons un peu tardivement à la maison, nous trouvons en bas de notre immeuble, mon grand-père, dépêché par sa femme qui nous attend l'air bien embêté. Il explique alors à sa fille la démarche de sa mère qui a eu pour conséquence la venue précipitée de mon père, qui attend dans la voiture ! Ma mère est très en colère d'être mise dans une situation très délicate : elle ne m'a pas expliqué la situation ni préparé à cette rencontre !

Je suis très intrigué, sentant bien qu'il se passe quelque chose de bizarre. Maman me fait couler un bain, le temps de reprendre ses esprits et de discuter brièvement avec mon père (ils ne se sont pas revus depuis 10 ans) avant de faire les présentations. Nous sommes tous les trois très émus et très embarrassés mais j'ai 9 ans et ne réalise pas vraiment. Le lendemain, je raconte à mes grands-parents que « mon Papa est beau comme Davy Crockett » et que « je suis content, content, content ». Pourtant cette prise de contact restera sans lendemain. Mon père est en plein divorce et n'est pas disponible. Il rappellera ma mère, lui faisant comprendre qu'il veut bien revenir me voir mais seulement si elle pense pouvoir renouer une relation avec lui. Lorsqu'il comprend qu'il n'en sera rien, il cesse de donner des nouvelles.

Cette rencontre m'a cependant permis de m'assurer de l'existence de mon père et ainsi me soulager de ce questionnement. Cette image de lui est encore très claire dans ma mémoire.

Un changement radical

Ma mère souhaite ardemment avoir d'autres enfants ; elle a toujours rêvé d'une grande famille (sans doute parce que la sienne est toute petite : elle n'a qu'une sœur, un cousin et une cousine).

Jacques ne voulait pas d'autre enfant (l'un de ses deux enfants étant handicapé sans que la cause en ait été clairement déterminée, il ne pouvait envisager une nouvelle paternité) et Olivier n'avait pas de situation professionnelle lui permettant d'assumer une vie de famille.

Quand elle rencontre JP en novembre 87, elle réalise qu'avec lui, cela va pouvoir enfin se concrétiser. Il a 5 ans de moins qu'elle mais il a un travail, il est sérieux, responsable, économe, souhaite aussi avoir des enfants. Les relations entre lui et moi démarrent sous de bons auspices. Aussi, quand JP se voit proposer un poste en Charente, en août 88, ma mère décide de le suivre.

Ni elle, ni moi ne pouvons réaliser combien cette décision va changer notre vie !!

Nous allons tout quitter pour aller vivre dans un « bled paumé » de 300 âmes. En novembre, nous partons d'une grosse agglomération pour la campagne, comme nous l'avions fait quand j'étais tout petit certes, mais cette fois à 250 Kms de distance…

Je dois avouer que les premiers mois sont très difficiles. Je me retrouve éloigné de mes grands-parents et de mes amis d'enfance : je me sens perdu, je dois tout reconstruire. Je me retrouve dans un nouveau collège, juste après les vacances de la Toussaint, alors que je venais d'intégrer en septembre une classe de 6ème dans le collège-lycée qu'avaient fréquenté avant moi ma grand-mère et sa jumelle, ma mère et ma tante.

Durant cette période d'adaptation, où je mets toute mon énergie à trouver de nouveaux repères, je ne m'aperçois pas que JP commence à changer d'attitude envers moi. Ma mère, enceinte et très sensible du fait de son état et de notre isolement, le perçoit très vite mais elle est terrifiée à l'idée de rompre cette relation. Nous sommes loin de tout et un enfant est en route ; elle ne trouve pas le courage de partir. Elle ne dit rien mais s'interpose entre JP et moi quand elle sent que ce dernier « dérape ». Sans doute, cette position renforcera-t-elle l'attitude de rejet de JP à mon égard.

Il est certain qu'après la naissance de ma première petite sœur, je ne vais plus trouver grâce à ses yeux. Pour la première fois de ma vie, je me sens rejeté. Je ne comprends pas ce revirement de situation.

Très vite, mes grands-parents vont également entrer en conflit avec JP, ne supportant pas le désamour qu'il me manifeste et l'injustice dont il fait preuve à mon égard. Lui, de son côté, ne comprend pas que je sois l'objet d'autant d'attention et de générosité de leur part. Cela explique aussi, sans doute, que mes grands-parents n'aient jamais pu réellement « investir » mes petites sœurs.

En juillet 89, j'ai 12 ans, et Coraline, ma première petite sœur fait son entrée dans ma vie. J'ai toujours aimé les autres enfants et réciproquement, mais là c'est différent. Je m'investis énormément dans notre relation, et je m'occupe d'elle très souvent, pour le bain, pour les couches, pour la faire manger et pour jouer bien sûr. Nous avons une relation très fusionnelle. Ce bébé est pour moi, un émerveillement total : enfin je ne suis plus seul, je deviens un grand frère.
Mais, cela aussi sans doute va agacer JP et alimenter sa jalousie à mon égard.

Devenir parent nous entraine dans une nouvelle aventure dans laquelle nous avons comme repère notre propre enfance. Que faisons-nous de ce que nous avons (ou pas) reçu ? Reproduire ? Réparer, si nous avons le sentiment d'avoir été victime d'injustice, quitte à verser dans l'excès contraire ? Le chemin est plein d'embûches, surtout si nous n'avons jamais pris le temps d'y réfléchir. Je rappelle que JP n'a alors que 26 ans !!

Pour JP, il semble en effet qu'il lui ait été impossible de donner ce qu'il n'avait pas reçu. Il ne pouvait pas tolérer que je puisse recevoir, même de la part de ma mère ou de mes grands-parents, toute cette attention dont il n'avait pas fait l'objet dans son enfance. C'est un changement brutal dans sa relation avec moi. Il devient autoritaire et agressif (verbalement), et j'ai l'impression d'être considéré comme un moins que rien, qui ne fait jamais les choses bien. Je préfère le fuir et éviter ainsi la confrontation physique. J'ai toujours senti qu'il n'attendait que ça, dans sa manière de me provoquer.

Ma mère est malheureuse face à cette situation ; elle se retrouve entre JP et moi, sommée de choisir son camp. Elle ne peut plus tolérer que JP exige quoi que ce soit de moi sans contrepartie affective. Elle lui demande donc de ne plus intervenir directement mais de passer par elle. Bien sûr, certaines fois, elle ne saura pas me défendre et cela occasionnera une petite fugue (où je pars planter ma tente dans le jardin d'une maison inhabitée du hameau voisin, avec la complicité d'un copain). Ma mère a d'ailleurs eu très peur et se montrera encore plus vigilante. Elle pense quitter JP mais quand elle m'en parle, je lui dis que je souhaite que ma sœur ait un père. Elle espère toujours, de son côté, que les choses vont s'arranger. Quant à moi, je retrouve mes copains dès que je peux, m'éloignant ainsi de cette relation conflictuelle.

Certes, il ne m'a pas donné l'amour et l'affection d'un père, mais il m'a inculqué la valeur de l'argent et du travail, le respect des biens matériels durement acquis. Obligé de travailler pour gagner un peu d'argent de poche (lavages de voiture, nettoyages du jardin...), je trouve vite du boulot dans les vignes en période de vacances et fais aussi du babysitting.

Il est pour moi une figure d'autorité, un peu extrême, je vous l'accorde, qui me permet néanmoins de grandir et de me construire.

C'est aussi grâce à lui que je découvre le plaisir de jouer au tennis, de pratiquer le judo et le surf.

L'adolescence, une étape toujours un peu délicate

A la rentrée 1989, je change de collège et me rapproche de notre domicile. Je me retrouve ainsi avec des jeunes de mon village et des alentours, ce qui m'amène à créer des liens, de vraies relations. Mon environnement social (club de foot, de tennis et de judo, UNSS et mes copains) me permet d'avancer et me montre que je suis quelqu'un d'apprécié.

L'été, je continue à retrouver mes grands-parents et tous mes copains de vacances. Ce camping à côté duquel se trouve le terrain loué par mes grands-parents est le lieu rêvé pour passer les journées et les soirées en toute liberté. C'est la fête permanente et cela me fait un bien fou ! J'oublie tout et peux vivre ma vie d'adolescent sans contrainte.

Cette dévalorisation et cette ignorance de la part de J.P. n'auront donc pas tellement d'impact sur ma confiance en moi, car j'ai la chance de pouvoir faire des activités extérieures.

Les liens que je tisse avec la famille d'une collègue de ma mère sont aussi une force qui me permet de m'épanouir. Christine, Gilles et leurs trois garçons seront pour moi un bel exemple de ce que peut être la vie de famille. Ils m'ont accueilli et accepté. J'ai l'impression de faire partie de la famille. Aujourd'hui, je mesure pleinement les bénéfices de cette rencontre, de ces moments de partage passés avec eux.

En 1992, je quitte le collège pour le lycée. Je suis interne étant donné la distance et l'absence de ramassage scolaire. Je passe une très bonne année, mais plus sur le plan festif que sur le plan scolaire...

L'année suivante, à mon entrée en 1ère S, ma mère décide de m'enlever de l'internat. Je me retrouve donc à devoir faire la route tous les jours.

Depuis mes 14 ans, j'ai une mobylette (offerte par mes grands-parents) qui me donne une certaine autonomie. L'achat de ce véhicule est anecdotique mais montre bien comment JP ne rate pas une occasion d'être désagréable avec moi. En effet, bien que cet achat ne le concerne pas, c'est pourtant son choix qui va être retenu. Inutile de vous préciser que ce choix ne correspond pas à ce que j'aurais souhaité ! Mais JP est capable de telles colères que ni mes grands-parents ni ma mère n'osent protester. Je suis très déçu et frustré car, à cette époque, mon comportement et mes résultats scolaires ne sont pas récompensés et, une fois de plus, c'est JP qui gagne.

Bon, tant que je ne me déplace que dans les alentours, cela ne porte pas trop à conséquence mais imaginez quand je vais devoir couvrir, matin et soir, le trajet pour me rendre au lycée (30 Kms aller-retour).

Enfin me voilà sur cet engin, qu'il pleuve ou qu'il vente et, croyez-moi, je vais tout faire pour m'offrir un moyen de transport plus performant. Comme je travaille pendant une partie des vacances, à 17 ans, j'ai de quoi m'acheter la Ferrari des mobs !

Au mois d'avril 1994, c'est la naissance d'Amandine, ma deuxième petite sœur. L'arrivée de ce petit bout de fille est un moment important dans ma vie car je prends conscience que mon cœur ne se divise pas mais s'agrandit. Il y a de la place pour tous ceux que j'aime, je ne suis pas obligé d'aimer moins pour aimer plus (de personnes). Une nouvelle personne, une nouvelle relation. Je ne comparerai pas mes relations avec Amandine et Coraline car elles sont inévitablement différentes. Ce qui est certain en revanche, c'est que je les aime tout autant l'une que l'autre. Je tiens à mes sœurs comme à la prunelle de mes yeux ; elles sont pour moi ce que j'ai connu de plus beau et de plus grand jusqu'ici.

C'est le plus beau cadeau que m'ait fait JP, bien involontairement je vous l'accorde. J'ai vécu 12 ans en tant que fils unique (et c'est agréable car on se sent le centre du monde) mais faire partie d'une fratrie et en être l'aîné est autrement plus enrichissant. Je fais alors mon possible pour montrer l'exemple et les aimer comme elles doivent l'être.

Malgré l'arrivée de ce bébé, les relations entre JP et Maman ne sont pas toujours au beau fixe. Il vit, au goût de ma mère, beaucoup trop pour lui et n'assume pas assez les charges inhérentes à la vie de famille. Elle menace de le quitter s'il ne fait pas plus d'efforts.

Pour mes 18 ans, je me paie mon permis de conduire avec l'argent gagné en travaillant dans les vignes et en faisant du babysitting et mes grands-parents m'offrent ma première voiture, une très belle AX rouge. Je suis aux anges, la majorité me permet enfin de sortir de la frustration répétitive créée par JP. Il trouve tout à fait anormal que je puisse obtenir ce qu'il n'a pas eu ; il pense que c'est trop facile. J'obtiens quand même une place dans le garage (très vaste) ! Cette fois, je vais pouvoir faire la route au sec.

Je rentre en Terminale et fais donc ma dernière rentrée au lycée au volant de ma voiture : un peu de liberté !!

De ces rencontres qui nous font avancer

Cette année-là, je vais faire une rencontre qui va changer ma vie, sans que je m'en rende vraiment compte.

Je fais partie d'une bande de copains et copines. J'ai toujours aimé, depuis ma plus petite enfance, faire partie d'un groupe ou de plusieurs groupes. Je ne suis pas un leader, ni un suiveur, mais plutôt un bout en train. J'aime être avec des personnes différentes et ne pas rester toujours cloisonné dans un espace ou un environnement.

Bref, dans ce groupe il y a une fille qui s'appelle Séverine. Elle est avec quelqu'un depuis quatre ans. Elle n'est pas insensible à mon charme (c'est elle qui le dit !!), et les relations avec son petit copain se détériorent. Elle rompt. Leur séparation est assez violente.

Le vendredi 17 novembre 1995, après une soirée karaoké entre amis, c'est le premier baiser. Nous ne nous quittons plus et passons très vite tous nos moments libres ensemble.

Je fais la connaissance de ses parents. Ils m'accueillent comme un fils et me donnent plus que je n'aurais pu l'imaginer et d'ailleurs plus qu'ils ne l'imaginent eux-mêmes. Ce sont des personnes simples, sans prétention, avec des valeurs, qui ont une vie sociale riche. Jean Claude est viticulteur et Odile est assistante maternelle à son domicile. La maison est pleine de vie, leurs amis à leur image.

Je trouve dans ce nouveau foyer les repères et les sentiments que je cherchais sans le savoir. Un nouveau foyer, car suite à un accident au rugby, je me retrouve la main dans le plâtre et j'en profite pour m'installer chez eux le temps de ma convalescence, quelques mois avant le BAC.

Ma mère, accepte, je pense malgré elle, de me laisser partir. Elle sait que la vie à la maison est devenue insupportable, malgré l'amour que je lui porte ainsi qu'à mes sœurs. C'est pourtant un choix difficile tant pour moi que pour elle. Seule la certitude que nos liens sont plus forts malgré l'éloignement, le rend possible.

Après les rattrapages, j'obtiens mon BAC. Un pied de nez à JP qui se faisait une joie de me voir échouer à nouveau. Séverine, quant à elle, ne réussit pas avec autant de chances que moi, elle doit redoubler.

Octobre 1996, je pars donc à l'université sans elle. Je m'inscris à la FAC de sport de Poitiers, qui possède une antenne sur Angoulême pour les deux premières années. Séverine repart pour une année de Terminale. Nous nous voyons tous les weekends et à toutes les vacances, parfois chez ma mère et le plus souvent chez ses parents.

Ma mère finance une partie de mes études ; JP ne voulant pas payer pour moi, mes grands-parents complètent le budget. Je trouve une colocation avec un autre étudiant de la même promotion.

Je vis pleinement ma vie de jeune adulte et m'éloigne, sans m'en rendre compte, de ma mère et de mes sœurs. C'est en fait une évolution dans nos relations. Notre amour reste le même, mais je deviens autonome et le lien se doit de se transformer : pas toujours facile de le comprendre et de l'accepter. A cette époque, je ne suis pas en mesure de ressentir l'impact de cet éloignement auprès de mes deux sœurs.

La vie est plutôt agréable, il me manque pourtant quelque chose…

Cela fait plusieurs fois que je discute, avec Séverine et mes grands-parents, de mon père. Les quelques informations que je possède, c'est que l'un de ses frères vit en Dordogne et qu'il est peintre.

Un vendredi soir, alors que je rentre de la FAC, Séverine m'encourage à aller au bout de mon idée, et nous partons aussitôt en direction de la Dordogne. Après trois heures de route, nous arrivons dans le village dans lequel ma mère venait passer ses vacances (souvenez-vous). Je m'arrête dans le seul bar du village pour demander si quelqu'un connait cette personne. Le gérant me répond qu'il y a effectivement un monsieur N. qui exerce en tant que peintre dans un village voisin. Je commence à prendre conscience de ce qui se passe et plus je me rapproche de mon oncle, plus mon cœur s'accélère.

Nous passons donc devant une maison avec un écriteau sur lequel est écrit « Michel N. – Peintre Décorateur ». Le prénom ne correspondant pas à celui que m'a donné ma grand-mère, je n'ose pas frapper à cette porte.

Nous décidons donc d'aller jusqu'au centre du village, afin d'y trouver une cabine téléphonique (le portable n'était pas encore un outil répandu !) pour vérifier dans l'annuaire si un autre N. vit dans les environs. C'est le seul. J'appelle quand même et tombe sur sa femme. Je lui demande si elle connait un Jaques N. : non. En revanche, elle me dit que son mari a deux frères, Gilles et Yannick. Je la remercie et raccroche.

Séverine et moi repassons devant la maison et décidons de nous y arrêter : on ne sait jamais. J'ai l'impression que mon cœur va sortir de ma poitrine, tellement il bat fort.

C'est Mme N. qui nous ouvre la porte. Elle nous dit de patienter car son mari est avec un client ; il ne va pas tarder. Quelques minutes plus tard, Michel arrive. Il comprend immédiatement qui je suis : la ressemblance avec son frère est flagrante. Les larmes montent et je ne sais plus très bien où j'en suis.

Ma grand-mère s'était trompée dans le prénom qu'elle m'avait donné !

Je crois que mon premier sentiment est d'être soulagé de savoir que je ne suis pas un inconnu, que mon existence est reconnue. Ce moment restera à jamais gravé dans ma mémoire.

Nous sommes accueillis comme si nous avions toujours fait partie de la famille. Après avoir feuilleté les albums photos, je prends conscience que je fais partie d'une grande famille.

Ce soir-là, Tonton Michel, c'est comme cela que je l'appelle aujourd'hui, me propose d'appeler mon père. Je suis tellement ému et euphorique que je n'hésite pas un instant. Une fois au téléphone, l'émotion est immense et inexplicable, bien que nous n'ayons pas grand-chose à nous dire. A la fin de la conversation, nous convenons de nous retrouver pour Noël, chez Tonton Michel, mon père habitant à côté de Cannes. Il viendra avec sa femme P. et ses deux enfants.

Nous sommes donc restés dormir chez mon oncle et ma tante, après un repas « à la bonne franquette » !!

Jamais je n'aurais pu souhaiter être aussi bien accueilli et accepté.

Bien sûr, je ne sais pas de quoi l'avenir sera fait ni ce que cette rencontre apportera. Je connais maintenant mes racines paternelles et ce manque est ainsi comblé. Un sentiment de complétude me rend la vie encore plus belle.
Suite au refus de ma mère de l'épouser, j'apprends ainsi que mon père rencontre sa première femme. Il a alors une fille, âgée d'un an de moins que moi. Puis il divorce et retourne auprès de son premier amour. Ils se marient et ont deux enfants. Il est lui aussi peintre décorateur comme son père et son frère. Il s'est installé dans le sud de la France.
Le Noël suivant est un Noël que je n'oublierai jamais.

Je ne remercierai jamais assez ma femme de m'avoir poussé à aller au bout de cette démarche dont elle avait perçu, mieux que moi, l'importance.
Savoir d'où l'on vient permet de comprendre qui nous sommes et ainsi de choisir où nous souhaitons aller.

L'année suivante, en 1997, je prends l'avion pour rejoindre mon père et sa famille, pendant les vacances de Pâques puis y retourne avec Séverine l'été suivant. Je découvre ainsi la vie de mon père et apprend à le connaitre. C'est plus un artiste qu'un peintre. Il vit dans un monde aux antipodes du mien.

J'aime passer du temps avec lui sur les chantiers et simplement le regarder. J'essaie de profiter de chaque moment avec lui en rêvant qu'il me prenne dans ses bras et me serre contre lui pendant des heures.

Dans le même temps, Séverine passe son BAC avec succès et entre à la FAC d'Angoulême. Elle trouve une colocation avec une copine du Lycée. Nous sommes donc tous les deux sur Angoulême mais nous ne sommes pas encore prêts à vivre ensemble.

En 1998 et 1999, mes grands-parents organisent deux séjours d'une semaine pendant lesquels nous retrouvons mon père et sa famille, Tonton Michel et Tatie Maïté, les cousins et cousines, la sœur jumelle de ma grand-mère et son mari, ainsi que les parents de Séverine. Des moments forts et inespérés il y a encore peu de temps. Mes grands-parents sont heureux de me voir ainsi heureux, ils ont toujours fait en sorte que je le sois.

La présence de mes beaux-parents a conforté l'importance de nos liens. Ils ont noué de très bons contacts avec mon père et mon oncle ; ils s'accueilleront réciproquement.

Seul bémol, il est impossible d'imaginer la présence de ma mère et de mes sœurs lors de ces réunions familiales; la vie est ainsi faite.

Mes beaux-parents apprécient également beaucoup ma mère et mes sœurs, mais le contact avec JP est difficile voire impossible : ce dernier refuse toute relation avec mes proches.

Ma mère et JP, souhaitant acquérir une maison, décident de se marier. Ma mère me prend comme témoin, je suis touché et je sais que cela compte beaucoup pour elle, mais je ne me sens pas à ma place.

L'été 1999, ma mère et sa petite famille quittent donc St P. pour un bourg proche de Saintes. Avec Séverine, nous essayons d'aller voir ma mère et mes sœurs, assez régulièrement. C'est toujours une fête ; le lien avec mes sœurs est une vraie relation d'amour fraternel et chaque moment avec elles est magique. JP est toujours le même, il nous ignore complètement, ne nous disant même pas bonjour, la plupart du temps... quand il est là !

Voilà un an que nous sommes partis continuer nos études à Poitiers. La vie de couple commence, mais une vie de couple étudiante. Nous rentrons seulement un weekend sur deux, pour profiter l'un de l'autre et pour des raisons financières.

Je travaille pratiquement à chaque vacance, comme animateur en centre de loisirs, depuis que j'ai passé mon BAFA (Brevet d'Aptitude aux Fonctions d'Animateur).

La vie à deux est assez simple.

Après la FAC, en septembre 2001, je trouve rapidement un emploi. Séverine est surveillante dans notre ancien Lycée, jusqu'en juin 2002 quand elle obtient son premier poste.

De leur côté, mes grands-parents décident de vendre leur appartement de Nantes, et viennent s'installer en Charente au printemps 2002.

Le mariage, les enfants, la famille, les amis : la vie !

En 2002, nous décidons de nous marier l'année suivante. Cela fait déjà plusieurs années que je souhaite l'épouser mais Séverine préférait attendre une certaine stabilité professionnelle.

Le 12 juillet 2003, j'épouse celle que j'aime !

Le mariage n'est pas quelque chose de banal, surtout quand on a vécu une histoire similaire à la mienne. Séverine souhaite se marier à l'église ; connaissant l'attachement de mes grands-parents à la religion, j'accepte cette idée. Bien que « non croyant », je dois avouer que le mariage à l'église reste un moment solennel et magique.

Notre mariage : « Entre rire et larmes » !

Cet événement restera unique, à jamais gravé dans ma mémoire : je n'imaginais pas pouvoir réunir un jour tous les gens que j'aime et qui m'ont permis d'être qui je suis. L'émotion est si grande que j'ai l'impression de vivre un rêve éveillé.

Séverine est magnifique dans sa robe ivoire. Ses yeux bleus et son sourire illuminent tous ceux qu'elle croise. Elle est radieuse.

Romain, mon meilleur ami, me dépose à la mairie, avec la moto balai. A peine descendu, je retrouve ma mère et les larmes se mettent à couler, sans que je ne puisse rien y faire. Je prétexte, alors, un nuage de moucherons. C'est alors une vraie contagion, chacun y mettant ses propres émotions et ses propres sentiments.

Pour ma part, chaque visage est une vague de souvenirs, d'émotions. Ils sont tous là : ma mère, mes sœurs, mes grands-parents, mon père et sa famille, mes oncles et tantes, ma cousine Laure, les parents de Séverine, tous nos amis et même les parents de JP (le seul à manquer la fête !), et aussi ma Tata Boucher (ma nounou). Je ne peux pas citer tout le monde et je sais qu'ils ne m'en tiendront pas rigueur.

Cette sensation de bonheur est difficile à décrire. Je crois qu'en fait j'ai ressenti successivement la force des liens qui m'unissent avec chacun et les moments de partage intense que j'ai pu avoir avec eux.

Les larmes s'arrêtent le temps de la cérémonie à l'église ! Le prêtre permet à tout le monde de retrouver le sourire.

En effet, à mariage pas comme les autres, prêtre pas comme les autres. Il est Vietnamien, et son français n'est pas des plus clair : il possède un très fort accent asiatique, plein de charme !!

Les larmes font à, nouveau, leur apparition au moment des photos devant l'église : pour la première fois, je me retrouve entouré de ma « Maman » et de mon « Papa » et ce moment restera unique, immortalisé.

Je pense que c'est une étape importante dans la vie d'un enfant : avoir autour de soi son père et sa mère, bien qu'ils ne soient pas ensemble. Ce n'est pas forcément de les voir amoureux qui nous rassure, mais simplement leur présence commune qui nous amène un sentiment de plénitude.

Nous sommes sur un petit nuage, le moment est intense. La fête se poursuit jusque très tôt le matin et se prolongera pendant quelques jours. Nos amis et nos familles ont su nous donner des souvenirs merveilleux.

En octobre 2004, alors que je travaille depuis dix mois sur Angoulême (je suis formateur socio-sportif, un métier que j'adore et dans lequel je prends beaucoup de plaisir), nous apprenons que notre « vœu » s'est réalisé : Séverine est enceinte !!

Le 26 juillet 2005, Manon pointe le bout de son nez, haute de ses 45 cm et forte de ses 2kg330 !

La césarienne entraine quelques complications. Je me retrouve alors dans une position un peu particulière : celui normalement réservé à la maman. J'accepte de faire « le peau à peau » avec ce petit bout de fille et en profite pour la rassurer et lui expliquer qu'elle retrouvera sa maman très vite.

Je suis présent au réveil de ma femme. Je la rassure également car je sens que sa déception est grande de ne pouvoir serrer dans ses bras son enfant.

Le lendemain matin, Séverine et Manon se retrouvent enfin ; l'émotion est à son comble.

Je m'occupe de Manon pendant quelques jours, le temps que Séverine récupère et puisse se lever. Je m'en sors assez bien : c'est vrai que le fait d'avoir été proche de mes petites sœurs me donne plus d'assurance.

L'accouchement est un moment important, voire essentiel, dans la vie d'une femme. Nous avons donc beaucoup échangé sur nos émotions, nos craintes, notre perception des évènements. La communication est alors primordiale et permet à chacun de trouver sa place tout en respectant celle de l'autre. Séverine parle très vite de ce manque qu'elle éprouve, de n'avoir pu serrer son bébé dans ses bras. Elles étaient si proches pendant 9 mois, et voilà que tout à coup, alors que c'est le moment tant attendu de pouvoir enfin toucher et voir ce petit être avec lequel elle a déjà tissé des liens très forts, elles se retrouvent séparées.

De retour à la maison, nous sommes une famille heureuse. Nous venons de déménager de Cognac pour une petite maison à la campagne avec un peu de terrain et une chambre supplémentaire.

Notre vie évolue, elle ne change pas : nous devenons des parents et restons les enfants de nos parents. Pour moi, devenir père est une chose merveilleuse : c'est à ce moment-là que je prends pleinement conscience de l'importance de ce rôle.

Il faut, à la fois, être plein de tendresse et d'amour mais aussi juste et sévère quand il le faut. C'est alors que l'on fait appel à tout ce que l'on a connu et appris. C'est un travail à plein temps, qui demande une remise en question et beaucoup de communication avec l'autre parent. Il est également important de passer le relais lorsque l'un de nous se sent fatigué ou, tout simplement, pas en mesure de réagir face à une situation donnée.

Nous échangeons très souvent sur les choix et les méthodes, afin que notre fille ressente une unité et un équilibre entre ses parents. Nous avons fait ou ferons certainement des erreurs, l'important c'est d'en avoir parlé avant ou encore d'admettre que nous nous sommes trompés et ainsi continuer à avancer ensemble.

Si je suis très attaché à ce fonctionnement et à l'importance de la communication, ce n'est pas anodin !

Nos parents deviennent grands-parents à leur plus grande joie. Mes sœurs deviennent des jeunes « Taties » et sont émerveillées.

Pour ma mère, ce nouveau rôle va déclencher une prise de conscience plus aigüe de son sentiment de morcellement. En effet, JP ne souhaite prendre aucune part à cette aventure (il ne se voit pas du tout dans le rôle de grand-père). Les relations s'en trouvent très affectées d'autant plus que ma sœur Coraline et lui entrent en conflit constamment. Ma mère se retrouve une fois de plus à faire le tampon, lui rappelant douloureusement la relation entre JP et moi.

En novembre 2006, elle décide de quitter JP. Amandine a alors 12 ans et demi et Coraline un peu plus de 17 ans.

Notre maison : un lieu qui nous ressemble, qui nous rassemble !

En 2007, Séverine a un emploi stable depuis un an et je viens de signer un CDI. Nous décidons donc de devenir propriétaires. Après un an de recherches infructueuses pour une rénovation, nous nous mettons en quête d'un terrain à bâtir.

Nous travaillons ensemble sur les plans de notre future maison, nous essayons de nous projeter et d'imaginer l'environnement dans lequel nous nous sentirons le mieux.

Après plusieurs visites avec une agence immobilière, coup de foudre pour un terrain, au beau milieu de la Grande Champagne. Si on m'avait dit, lorsque je suis arrivé en Charente il y a 19 ans, que je ferais construire ma maison à quelques kilomètres de St P, je n'aurais pu le croire, tant je voulais fuir cet endroit.

Je m'occupe donc de la maitrise d'œuvre et fais appel à des artisans, mais pas n'importe lesquels. Mon meilleur ami, Romain, ayant fait construire sa maison deux ans auparavant, je lui demande conseil.

Les travaux débutent en novembre 2007 ; je passe pratiquement tous les jours sur le chantier, pour vérifier l'avancement des travaux, mais surtout pour mettre du lien entre les artisans et faire en sorte qu'ils se sentent impliqués dans le projet.

Nous entrons dans notre maison en Août de l'année suivante. Evidemment, il reste encore beaucoup de choses à faire, mais nous sommes chez nous. Une seule pièce est terminée pour l'emménagement : la chambre de Manon ! La salle de bain n'est pas en service, la cuisine ressemble à une cuisine de camping, le salon est rempli de matériel de chantier. Bref, il y a encore beaucoup à faire !

Pour la réalisation de ce projet, nous avons pu compter sur l'aide de notre famille et de nos amis (et même de notre ancien voisin !), que ce soit pour la couverture, la pose des ouvertures, la réalisation des sols, ou encore le ponçage et les sous-couches. J'en profite pour les remercier encore une fois, car sans eux, notre maison n'aurait pas la même âme.

Les artisans, quant à eux, ont su donner leur avis, prendre des initiatives et faire évoluer le plan de base, toujours bienveillants et de bon conseil.

Cette aventure m'a demandé beaucoup d'investissement personnel : du temps, de l'énergie, de la réflexion, de la prise de recul, indispensables à la réussite du projet.

Aujourd'hui, notre maison nous correspond. Elle s'adapte à notre vie et évolue avec nous.

Je ne connaissais pas grand-chose dans le domaine du bâtiment, mais ma motivation et mon implication m'ont permis d'écouter, d'apprendre et de réaliser par moi-même certains travaux. Je dois avouer qu'aujourd'hui, j'éprouve une certaine satisfaction, et même une certaine fierté que j'ai du mal à dissimuler.

La réussite d'un projet tient, en grande partie, à l'investissement que nous y apportons et aux relations que nous créons avec les professionnels ressources.

L'équilibre familial, élément primordial et fragile.

Entre temps, les rencontres avec mon père sont devenues inexistantes et la raison m'échappe encore aujourd'hui.

Je me fais donc une raison et accepte la situation. Je sais que le temps ne peut être rattrapé et que je serai toujours touché par tout ce qui me renvoie à la relation entre un père et son fils. C'est un fait sur lequel je n'ai pas d'emprise.

J'ai, en revanche, gardé le contact avec mon oncle Michel et ma tante Maïté, chez qui nous allons deux à trois fois par an. Ils viennent également de temps en temps chez mes beaux-parents. Ce sont des personnes que j'estime et que j'apprécie. Avec Michel, je peux me blottir dans ses bras et me sentir aimé. Il me renvoie une image paternelle qui me correspond. Ces petits séjours me nourrissent d'autant plus que j'ai également de très bonnes relations avec ma tante Mireille et sa famille (c'est la sœur de mon père) qui habitent en Dordogne.

Ma mère, de son côté, s'installe à Cognac en juillet 2007 avec Amandine. Coraline, après son Bac, part sur Toulouse poursuivre des études de tourisme. Elle fuit sa relation avec son père, laquelle ne fait que se détériorer un peu plus au fil du temps.

Le divorce, entre J.P. et ma mère, sera prononcé en février 2008.

Trois mois plus tôt, ma mère rencontre un homme, qu'elle nous présente quelques semaines plus tard. Ce n'est pas le coup de foudre. C'est un homme totalement différent de JP. Il est attentionné et calme.

En mai 2009, après mon licenciement économique, je me retrouve à la maison à temps complet. Cette épreuve professionnelle me touche profondément. Pour oublier, je me plonge dans les travaux d'aménagements extérieurs de notre maison. J'en profite également pour m'occuper de Manon et lui consacrer un peu plus de temps qu'auparavant.

Jusqu'alors, mes grands-parents venaient, une fois par semaine, manger avec moi le midi dans un petit restaurant à côté de mon boulot. Comme je ne travaille plus, je leur rends visite toutes les semaines. Nous avons régulièrement des discussions sur le passé, comme avec beaucoup de grands-parents, me direz-vous. Mais, ma nature étant, j'essaie toujours d'approfondir les sujets afin de mieux comprendre leur propre enfance, les étapes de leur vie de couple et de parents.

Ces discussions bouleversent à chaque fois ma grand-mère, qui a beaucoup de mal à faire le deuil de certaines illusions.

Un petit retour en arrière, pour mieux comprendre l'histoire de ma famille du côté maternel :

Ma grand-mère est née dans une famille catholique. Son père est un homme qui impose le respect, sévère mais tendre. Sa mère est une femme gentille, attentionnée mais très peu démonstrative.

Ma grand-mère n'est pas venue au monde seule ; elle a une sœur jumelle avec laquelle elle entretient des relations fusionnelles qui comblent le manque de tendresse maternelle.

A 18 ans, ma grand-mère rencontre son futur mari. Ils se marient quatre ans plus tard. Leur première fille fait son arrivée l'année suivante. Ma grand-mère doit continuer à travailler et doit confier l'enfant à sa belle-mère (qui gardera toute sa vie un amour inconditionnel pour cette petite-fille). Elle en souffre car elle ressent le besoin du contact charnel avec ce tout petit être.

Malheureusement pour leur relation, la fillette n'a pas un tempérament à aimer trop le contact physique et a besoin que son espace intime soit respecté. Devant le débordement d'affection de sa mère, elle se raidit, « se défile ». Ma grand-mère voit en cela le rejet de son amour ; elle n'arrive pas à accepter la réaction de sa fille car elle ne la comprend pas. Elle qui aurait tant aimé être l'objet de câlins et d'embrassements de la part de sa mère, est blessée par l'attitude de son enfant.

L'incompréhension et l'impossibilité à accepter leurs différences seront la cause de leurs relations conflictuelles, chacune demandant à l'autre de lui prouver son amour d'une façon totalement irréalisable.

Elles s'éloignent l'une de l'autre et cette distance ne cesse de s'accroître au fil du temps.

Mon grand-père sera plus proche de sa fille aînée car moins démonstratif et plus respectueux de sa sphère intime.

Six ans plus tard, après avoir fait deux fausses couches, ma grand-mère est à nouveau enceinte. C'est la naissance de ma mère. Cet enfant est comme un don de Dieu. Toute l'attention se tourne alors vers ce bébé qui, pour la plus grande joie de ma grand-mère, aime les câlins.

La situation financière étant meilleure, ma grand-mère arrête de travailler jusqu'aux 5 ans de sa deuxième fille. La jalousie nait alors dans l'esprit de ma tante qui voit bien que la préférence va à sa sœur. Contrairement à elle, elle accepte sans réserve les débordements affectifs de sa mère et y répond naturellement. La fillette ne supporte pas cette relation fusionnelle entre sa mère et sa sœur.

Encore une fois, l'incompréhension et l'impossibilité à exprimer le ressenti vont instaurer une distance difficilement « récupérable » entre les deux sœurs.

Ma tante décide de se marier, mais malheureusement plus pour faire plaisir à sa mère que pour elle-même. Elle réussit alors à reprendre l'attention de ses parents. Elle leur donne, de cette union, leur première petite-fille, ma chère cousine Laure.

Son divorce inévitable et son nouvel amant sont deux éléments qui l'enfermeront dans une image négative aux yeux de sa mère.

Ma mère, quant à elle, a une enfance agréable. D'un naturel confiant, joyeux et insouciant, elle attire l'affection et y répond.

Pourtant, à l'adolescence, la possessivité de sa mère l'étouffe.

L'âge adulte arrivant, elle supporte de moins en moins l'emprise de sa mère sur ses propres choix. Sa mère ne comprend pas ce changement de comportement. Elle veut rester dans une relation idéale où l'enfant accepte et valide toutes ses décisions. Elle se refuse ainsi à accepter l'évolution de l'individu, en fait l'individuation de sa fille, y voyant comme avec sa fille aînée un signe de « désamour ».

Mon arrivée entraine un bouleversement des places de chacun. Mes grands-parents me considèrent comme leur fils et cela semble perturber ma mère et sa sœur. Pour ma part, j'ai toujours considéré mes grands-parents comme étant mon « Papy » et ma « Mamie », notre relation est forte et unique, donc différente de la « norme ».

Comprendre et accepter le passé,
vivre au présent et construire le futur

Se connaitre soi-même, c'est aussi connaitre son histoire familiale. Nous héritons des gènes de nos parents et grands-parents, nous héritons également de leurs vécus.

Je comprends au travers de ces nombreuses discussions que ma grand-mère est toujours malheureuse et qu'elle n'accepte pas la réalité. Pour faire simple, elle a toujours projeté sur les autres ses propres désirs et, en particulier sur ses filles. Il n'y a pas mieux pour être déçu et malheureux car les enfants font des choix qui leur sont propres. Elle ne peut pas comprendre que si cela n'est pas le cas, ils ne vivent pas leur vie mais celle d'un ou d'une autre. Ma grand-mère pense que ses choix sont forcément les bons et que seule cette voie peut mener l'autre au bonheur (selon sa définition personnelle évidemment).

Je sais que si je suis l'homme que je suis, c'est en grande partie grâce à mes grands-parents. Aussi j'ai une envie naturelle de les savoir heureux et décide d'essayer de « coacher » ma grand-mère afin qu'elle soit enfin sereine. A plusieurs reprises, je sens bien que mon discours a de l'impact sur elle, mais « le naturel revient au galop » et je crois que ce travail arrive trop tard. Vous savez, il est difficile de se dire que votre grand-mère, qui a tout fait pour que votre vie soit la plus belle possible, est, et restera malheureuse. C'est une frustration immense.

Je pense que cela est également un des déclencheurs de ma démarche, faire en sorte que les personnes puissent comprendre et échanger le plus tôt possible, afin de continuer à vivre en se tournant vers l'avenir.

L'autre soir, après quelques heures d'écriture, j'ai noté cette petite phrase :

« Evoluer, c'est comprendre que la mise en relation du passé et du présent ne doit servir qu'à construire l'avenir ; non pas à regretter les choix et évènements du passé qui font notre présent. »

En août 2009, ma cousine Laure, son mari et leurs deux enfants viennent passer quelques jours à la maison. Nous en profitons pour réunir la famille, cela fait du bien. Les discussions sont vraies et riches.

Suite aux échanges sur nos vies, je prends conscience que la situation de ma mère m'inquiète.

Cela fait déjà quelques temps qu'elle n'est plus la même. Elle est irritable, fatiguée et impatiente. Ses vacances avec une amie et leurs enfants ne feront que confirmer ce changement. Je décide donc de lui écrire une lettre dans laquelle je lui exprime mon ressenti et mes inquiétudes.

L'écriture est, pour moi, un moyen de dire et de prendre du recul sur ce que je ressens. J'avais déjà réalisé ce genre d'exercice avec J.P., et cela m'avait fait le plus grand bien.

Suite à ce courrier, ma mère et moi avons une discussion : à propos de sa nouvelle relation, elle me dit effectivement vivre quelque chose de totalement différent, qu'elle « n'a pas de lunettes roses devant les yeux », mais que Dominique lui apporte des choses nouvelles. Je sens que c'est compliqué pour elle. Je décide de lui faire confiance et explique à mes sœurs que notre mère semble heureuse même si ce bonheur ne semble pas, à nos yeux, lui correspondre.

La famille continue de s'agrandir

En octobre, nous apprenons que Séverine est enceinte. Quelle joie !! Cela faisait presque deux ans que nous avions lancé le projet !! Nous attendons le mois de décembre pour annoncer la nouvelle à la famille et à Manon. Elle va devenir « grande sœur », une étape pas toujours facile à comprendre, raison de plus pour la préparer au mieux. Quelques livres adaptés et sa participation dans l'aménagement de la chambre de sa sœur, l'aident à cheminer.

Et oui encore une fille !! Je crois bien que je n'y échapperai pas !! En même temps, je dois vous avouer qu'à l'annonce du gynécologue, un petit cri de joie est sorti de ma bouche.

Inconsciemment, peut-être, le fait d'avoir toujours été entouré de filles (cousines, sœurs, seul garçon vénéré par toutes ces demoiselles !!) et de ne pas avoir eu de père, me rendait quelque peu inquiet à l'idée d'avoir un garçon. Du même coup, je reste le seul homme de la maison... Je vous laisse méditer là-dessus.

La nouvelle enchante toute la famille et les fêtes de Noël sont plus qu'agréables, surtout que je viens d'apprendre, le 23 décembre, que je suis pris pour un nouveau boulot qui débute au mois de janvier. Un nouveau moment de bonheur, il faut en profiter et vivre le moment présent !!

Je travaille sur Cognac et mes horaires me permettent de ne pas rentrer trop tard ; la vie de famille est donc des plus agréables. Je partage aussi régulièrement des repas avec ma mère et mes sœurs et retrouve notre complicité.

Mes grands-parents en profitent pour venir sur Cognac une fois par semaine, le temps d'un repas et notre lien reste intact.

C'est le 24 juin 2010, que Romane nous rejoint. Cette fois-ci l'accouchement peut se faire naturellement. Je comprends alors mieux le sentiment d'impuissance que peut ressentir un futur papa face aux douleurs de la future maman !!

L'équilibre est rétabli ! Séverine peut profiter pleinement de ce moment et partager « le peau à peau » avec sa fille. Cette image me procure un très grand sentiment de bonheur et, vous vous en doutiez, je pleure quelque peu !!

Dès le lendemain, je vais chercher Manon pour qu'elle découvre sa petite sœur et retrouve sa maman. Au téléphone, quelques heures plus tôt, lorsque je lui annonce la bonne nouvelle, au lieu de Romane elle comprend « fromage » et me répond :

« Fromage ? Mais pourquoi fromage, ce n'est pas un prénom ! » (Pour toi ma princesse).

Nous voilà quatre à présent : nous mesurons pleinement la chance que nous avons, car sur deux grossesses, nous n'avons pas connu de réelles difficultés et pour cela je ne sais pas trop qui remercier à part, la chance.

Les grands-parents et les taties redeviennent « gaga », nous aussi par la même occasion.

Nous sommes conscients que Romane est différente de sa sœur, que nous aussi sommes différents et nous nous accordons pour être vigilants : ne pas comparer nos deux filles et faire en sorte qu'elles aient chacune leur place. Je sais que ma mère y a accordé également une très grande importance vis-à-vis de nous trois, mes sœurs et moi.

L'histoire ne peut et ne doit pas se répéter : celle de ma grand-mère qui ayant élevé ses filles de la même manière, ne comprend pas pourquoi elles sont aussi différentes, l'une refusant ses marques de tendresse et l'autre y adhérant sans restriction (enfin jusqu'à un certain âge…).

Cependant le fait d'en être conscients nous permet d'appréhender les choses plus facilement, et de faire en sorte que Manon puisse comprendre que Romane ne prend pas sa place mais qu'elle lui en donne une nouvelle, différente et tellement importante.

L'été 2010 est l'été des retrouvailles :

Mon frère (le fils de mon père) et moi avons repris contact par téléphone et Facebook. Nous avons une envie commune : nous retrouver. Cela fait sept ans que nous nous sommes vus pour la dernière fois, à mon mariage ; il avait alors quinze ans.

Nous nous retrouvons chez nos oncles et tantes de Dordogne, lui accompagné de sa copine, et moi de mes trois femmes. Une fois de plus, vous vous en doutez, quelques larmes coulent. Un moment magique, dans un endroit magique avec des gens vrais que sont mes oncles et tantes.

Un frère, un garçon qui me ressemble. Nous avons presque la même voix, la même énergie, c'est incroyable. J'ai tellement de choses à lui dire, à lui transmettre.

Un de nos cousins est aussi au rendez-vous. Cyriaque et lui ont une grande complicité ; je suis peut-être un peu jaloux, mais cela me donne envie de partager plein de choses avec eux. Entre soirées, sports et repas, nous profitons les uns des autres.

Puis, c'est la rentrée. Manon rentre en Grande Section avec les CP et change de maîtresse. Romane, quant à elle, va chez une nounou des plus agréables et qui correspond à nos valeurs éducatives.

Notre nouvelle vie s'organise, chacun trouvant sa place, chacun laissant une place à l'autre. Il faut dire aussi que nous avons la chance d'avoir les grands-parents à quelques kilomètres de chez nous, et que c'est une chance pour les filles et pour nous. Cela nous permet de pouvoir nous retrouver en couple et de laisser les filles vivre des moments privilégiés avec eux.

Début décembre, un petit weekend en famille dans une chambre d'hôtes à côté de La Rochelle nous permet de nous évader.

Noël 2010, en famille bien sûr, avec mes sœurs, ma mère et son compagnon, les parents de Séverine, la vie continue d'être belle.

Pour les vacances de Pâques, ma mère et Dominique louent une maison en Espagne. Nous partons avec eux, mes sœurs et une copine d'Amandine : une semaine très agréable, bien que nous sentions des tensions entre mes sœurs et Dominique.

De retour chez nous, la nounou de Romane nous apprend qu'elle va s'installer du côté d'Arcachon, le déménagement étant prévu pour le mois de juin. Nous sommes bien sûr déçus car notre collaboration fonctionne bien et Romane est heureuse chez elle. Après des recherches et des rencontres insatisfaisantes, nous apprenons qu'une place se libère chez une nounou qui a bonne réputation. Lors de la première rencontre, Séverine me dit :

« Je ne m'emballe pas, mais tu vas voir elle est super ! Je sais déjà que tu vas l'apprécier ! Je suis rassurée ! »

Rosa est portugaise, mère de trois enfants adorables et son mari est un homme agréable. C'est une nounou formidable. Elle nous correspond parfaitement. C'est une femme qui a des valeurs, des principes et surtout qui donne de l'amour aux enfants dont elle s'occupe.

Je vous parle d'elle car, pour moi, il est essentiel que, dans sa petite enfance, le petit évolue dans un environnement en adéquation avec les valeurs de sa famille, un milieu dans lequel il se sent aimé, respecté où les limites sont données et expliquées.

Je termine mon CDD en juillet 2011. Quelques jours plus tôt, le responsable me demande si je souhaite me positionner sur un CDI. Je refuse car cela implique une mobilité nationale, et je sais que, loin des miens, je ne tiendrai pas le coup. Je veux et j'ai besoin d'être un père, un mari présent.

Mon frère, avec qui je suis resté en contact, vient passer une semaine à la maison au mois d'août. Nous en profitons pour faire du sport, jouer à la console, regarder des films et des photos de famille, et sortir avec mes sœurs. Je vous assure que cela fait un peu bizarre de se retrouver en boîte de nuit avec ses sœurs et son frère et encore une fois c'est un moment que je n'oublierai pas.

Manon me demande alors :

- « Cyriaque c'est qui pour Didi et Coco ? »
- « En fait ce sont mes demi-sœurs et mon demi-frère, Didi et Coco pourraient dire que Cyriaque est le frère de leur frère ! »

Bref, je vois que je l'embrouille. Du coup je lui dis :

- « Avec Cyriaque on a le même Papa, et avec Didi et Coco la même Maman, donc il n'y a pas de lien de famille entre eux. »
- « Ah, je comprends mieux ! »

A la fin de la semaine, nous sommes sur le départ : Cyriaque rentre à Cannes et nous partons pour un weekend en famille à Fouras. La séparation est un peu triste. Manon s'est attachée à son « Tonton Cycou », il s'est aussi beaucoup occupé d'elle.

En septembre, Romane va chez Rosa, Manon rentre en CP mais ne change pas de classe, Séverine reprend le travail, et moi je suis, une fois de plus, à la maison. Je mets à jour mes outils de recherche d'emploi et pendant 4 mois, seulement quatre offres me correspondent. Je suis bien placé pour savoir que cette période est délicate et que les offres ne courent pas les rues.

Pour Noël, je reçois une carte sur laquelle est écrit « Bon pour une activité surprise » ! Séverine fait en sorte de ne pas me laisser d'indice et brouille de plus en plus les pistes. Deux jours avant le premier de l'an, nous partons tous les deux direction Bordeaux, pour mon activité surprise. A l'aéroport, je tombe sur mon frère et sa chérie.

Depuis sa venue au mois d'août, ils avaient organisé, avec Séverine, cette très belle surprise. Mon frère m'avait dit être parti au ski pour la semaine. Ils sont là pour quatre jours et passent donc le nouvel an à la maison : une première.

Manon et Romane, restées à la maison avec mes beaux-parents, sont également très surprises de les voir, enfin surtout Manon qui n'en croit pas ses yeux. D'ailleurs, elle ne les lâchera pas d'une semelle pendant les quatre jours. Pour elle aussi, la famille c'est important !!

Je suis heureux car je sens que des liens sont en train de se tisser avec mon frère, nous nous rapprochons et je pense, qu'inconsciemment je me rapproche de mon père à travers lui.

Après quelques candidatures sans réponse et un entretien sans suite, le cabinet pour lequel j'avais travaillé ces derniers mois me rappelle pour une nouvelle mission de 6 mois.

Une aventure qui fait réfléchir

Début avril 2012, je prends donc mon poste à Poitiers et Châtellerault. Cette décision, nous l'avons prise ensemble avec Séverine. Notre vie va changer et chacun doit être prêt à en supporter les conséquences.

Je m'installe donc à Poitiers la semaine, chez un couple d'amis en pleine séparation ; je rentre tous les vendredis soirs à la maison.

Un mois plus tard, leur séparation devient effective : Laetitia quitte leur maison pour s'installer dans un appartement en centre-ville. Je me retrouve donc être le colocataire de Thomas.

C'est à ce moment que je vais faire pour la première fois du coaching à domicile, presque 24h/24h.

Thomas s'inscrit dans une salle de fitness, afin d'évacuer les angoisses et reprendre une activité physique. Je m'y inscris également car le sport me manque. J'ai aussi besoin de penser à autre chose (mes trois femmes me manquent). Rapidement, après quelques cours de fitness, je participe aux cours de Zumba. Grâce à une prof extraordinaire, Marion, les cours sont toujours trop courts tellement l'ambiance est bonne. Je me donne à fond et prends beaucoup de plaisir. Très vite j'en parle à Thomas et le convaincs de venir essayer. Après quelques cours, il se laisse aller et commence à y prendre goût.

J'ai toujours pratiqué de nombreux sports collectifs et individuels, en club et en loisirs. J'avais un peu connu les salles de sport par le biais des activités de ma mère, mais j'avoue que j'avais quelques représentations et préjugés. En m'inscrivant dans cette salle sur Poitiers, j'ai découvert un univers, des personnes et des activités.

La Zumba, activité phare du moment, m'a séduit car j'aime danser et aujourd'hui ces occasions se font rares. J'ai été agréablement surpris et j'y ai pris énormément de plaisir. Ce sport demande une certaine concentration, du rythme, de l'endurance physique. C'est un sport individuel et collectif à la fois, il n'y a pas d'agressivité ou de contact. C'est un très bon exutoire mental et physique.

Marion (notre Coach Zumba), en plus d'être une bonne prof, est une personne sensible et à l'écoute. Elle permet au groupe de se sentir en confiance et donc plus libre. Les gens se « lâchent ».

Thomas me fait découvrir sa vie, son quartier, ses amis. J'ai été très vite accepté et intégré. J'ai le sentiment d'être arrivé il y a déjà plusieurs mois. J'apprends à le connaitre, à partager avec lui des choses profondes. Nous passons de longs moments à discuter. Je l'incite à déculpabiliser et à vivre.

Les moments insolites ne manquent pas.

Il me fait également découvrir la politique. Je partage ainsi quelques meetings, une réunion de préparation de campagne, des soirées, et bien sûr de la bière bio ! Vous l'aurez deviné, il s’agit d’Europe Ecologie les Verts. Encore une fois, ce sont de belles rencontres avec des gens sincères et engagés, qui restent accessibles et humains.

Mes semaines ressemblent à celles d’un homme célibataire sans contraintes personnelles. Les soirées sont celles de deux amis colocataires et oscillent entre le sport, les copains et des séries télé.

Lorsque je rentre le vendredi soir, je m’arrange pour récupérer les filles à l’école et chez la nounou. Un moment magique car je retrouve ma vie de famille et la tendresse de mes petits bouts.

Le passage d’une vie à l’autre est un peu brutal. Je suis un peu perdu. Je garde malgré tout mon rôle de père, dans le sens où je ne tombe pas dans la facilité de ne prendre que les bons moments. Il est vrai que sur deux jours, j’ai envie d’en profiter un maximum afin de repartir gonflé à bloc. Je dois garder ma ligne de conduite dans l’éducation des filles. Séverine s’occupe d’elles toute la semaine et doit forcément être un peu plus stricte. Je ne veux pas créer de déséquilibre et prendre la place d’un père, qui sous prétexte qu’il n’est pas souvent là, serait plus cool.

Je les appelle tous les deux jours pour prendre des nouvelles et leur parler. J’ai à chaque fois mal au cœur de raccrocher, même si je ne le laisse pas paraître car je sais que c'est déjà assez compliqué comme ça.

Avec Séverine, nous nous sommes posés la question de savoir quelle est la place la plus facile. Nous sommes tombés d'accord sur le constat que, pour elle, la semaine à la maison est très intense. Il n'y a pas de place pour le repos et d'autres activités que celle de s'occuper des filles, mais que du coup cela les rapproche. Alors que de mon côté, si je n'ai pas d'impératif et peu de contraintes, j'ai le sentiment de passer à côté de moments privilégiés avec mes trois princesses.

Au mois d'août, je m'arrange pour prendre quelques jours. Nous partons, direction la Dordogne, rejoindre mon frère chez notre oncle Michel. Un vrai bol d'air, de famille et de bonheur.

Ensuite, les filles viennent passer quelques jours à Poitiers la semaine du 15 août. Je dois avouer que ces quelques jours me semblent étranges. J'ai du mal à être agréable. Ces deux univers réunis, je ne sais plus très bien où je suis ni qui je suis : le colocataire ou le mari et père ?? J'aurais voulu cacher ce mal-être, mais je crois que Séverine l'a compris bien que ce soit compliqué à entendre.

Le terme de mon contrat se profilant, les dernières semaines de travail sont un peu difficiles. Je réalise que mon travail d'accompagnement est limité et ne me satisfait pas. Le retour positif des personnes « suivies » valide mon besoin de construire et d'offrir un espace différent.

Ce témoignage de leur confiance m'assure que le message est passé, que la relation est vraie, que cette authenticité est partagée.

Je suis prêt à me lancer dans une nouvelle aventure qui passe par l'écriture de ce livre.

A la mi-octobre, c'est le retour à la maison, après six mois à naviguer entre deux univers. C'est un peu brutal pour tout le monde, car il n'y a pas eu de transition. Chacun doit retrouver sa place, son rôle.

Nous avons vraiment besoin de partager un moment un peu exceptionnel car ces six mois nous ont éprouvés. Fin octobre, nous partons donc pour la Tunisie, premier voyage à l'étranger pour les filles et baptême d'avion pour Séverine.

Après les vacances de la Toussaint, nous retrouvons notre équilibre familial. Séverine reprend le travail, les filles l'école et la nounou. Pour ma part, je me concentre principalement sur mon projet et en premier lieu sur l'écriture de mon livre.

C'est bien souvent dans ces moments-là que d'autres évènements viennent modifier votre programme. Mes grands-parents s'apprêtent à quitter leur maison pour s'installer dans un appartement en foyer résidence. C'est un passage difficile, une étape de la vie que nous redoutons tous, une impression de retour en arrière. Vivre dans un appartement, ils l'ont fait pendant plus de 50 ans...

Le temps est venu d'inverser les choses. Comme il est difficile de grandir, vieillir est aussi une étape compliquée. C'est se résoudre à perdre des capacités et des libertés que nous avons acquises tout au long de notre vie. Pouvoir accompagner mes grands-parents dans cette épreuve est donc pour moi essentiel.

C'est à nous, leurs enfants et petits-enfants, de faire notre possible pour nous occuper d'eux comme ils se sont occupés de nous. Ma mère est maintenant à deux minutes de chez eux, ce qui lui permet de passer aussi souvent qu'elle le souhaite ou qu'ils en expriment le besoin.

Ma grand-mère dit souvent : « Heureusement, nous avons la chance de vous avoir ! ». Ce à quoi je lui réponds : « C'est simplement le retour de l'amour que vous nous avez donné ». Il nous est plus facile de donner lorsque nous avons reçu.

Je ne sais pas comment j'aurais agi si mes grands-parents avaient été absents dans ma vie. Ils m'ont toujours considéré comme leur fils. Cette place, je ne l'ai pas demandée, je l'ai simplement vécue et finalement acceptée. C'est une confusion générationnelle qui, si elle n'est pas consciente, peut être dangereuse. Je pense que ma grand-mère a transféré sur moi beaucoup d'éléments de son passé, de son présent et a projeté la vie qu'elle aurait souhaité pour ses filles. Cet amour a pris beaucoup de place dans son cœur et malheureusement elle n'a pas réussi à faire assez de place pour ses autres petits-enfants : ma cousine Laure et surtout mes deux sœurs.

Je me retrouve donc avoir vécu et vivre à trois places différentes :

- Je suis le fils unique de mon père et de ma mère.
- Je suis le grand-frère de mes deux sœurs.
- Je suis le petit dernier de mes grands-parents, à leurs yeux.

Chaque place a ses avantages et ses inconvénients et je suis conscient que de vivre les trois me donne une vision beaucoup plus large des relations familiales.

Pour les autres membres de ma famille (ma mère, ma tante, ma cousine, mes sœurs), la confusion de génération entraîne incompréhension, ressentiments, jalousie et éloignement, chacun à son degré.

Les choses n'arrivent pas seulement par hasard !

J'ai bien sûr prévenu mes grands-parents de mon projet. Je ne pouvais écrire ce livre sans leurs souvenirs. Ma grand-mère m'a donc remis un cahier dans lequel elle a écrit ses mémoires. J'ai pu y trouver l'histoire de ses parents, la sienne, celle de ma mère et bien sûr la mienne. C'est une vision subjective, je vous l'accorde, mais cela n'en reste pas moins un témoignage important.

C'est aussi une opportunité pour croiser ces souvenirs avec ceux de ma mère et ainsi me permettre d'écrire une partie de ce livre, une partie de ma vie.

Nos propres souvenirs sont parfois flous, enfouis dans notre subconscient. Si cela est possible, le mieux est de les confronter à ceux des autres et ainsi se rapprocher de la réalité de notre histoire.

Nous sommes mi-mars 2013, et je passe la majeure partie de mon temps à écrire ou à reprendre mes écrits. Je sais que mon projet ne pourra voir le jour sans ce livre, j'y consacre donc beaucoup de temps.

Séverine commence à s'inquiéter, non pas de la réussite de mon projet, mais pour notre avenir à moyen terme. J'arrive en fin de droits au mois de septembre.

Je souhaite achever ce livre avant de reprendre une activité complémentaire le temps que les choses se mettent en place. Il est difficile d'écrire le soir ou la nuit alors que nous venons de travailler toute la journée et que nous devons aussi nous occuper de nos enfants, du quotidien.

Ma mère de son côté vit une étape des plus importantes, voire la plus importante de sa vie. Elle a débuté, en octobre, une thérapie. Elle me dit être prête à lire les mémoires de sa mère. Depuis longtemps, elle s'était refusée à affronter la vision de ma grand-mère. Elle savait que cela la bouleverserait. L'effet est immédiat.

Elle comprend que sa vie d'aujourd'hui est simplement la continuité de son histoire et non pas, un nouveau départ. Elle prend conscience que cette relation avec Dominique n'est pas construite sur quelque chose de solide. Elle s'est menti à elle-même, voulant ainsi croire que cette relation pourrait lui convenir.

Cette prise de conscience peut paraitre brutale, mais cela fait déjà plusieurs mois que ma mère se pose des questions en se refusant d'accepter la réalité. Elle s'accroche à cette relation, pour elle, pour lui, pour leurs parents et pour nous, ses enfants. La thérapie et la lecture du cahier de ma grand-mère sont un véritable électrochoc. Elle ne peut plus se mentir, lui mentir, nous mentir. Elle décide de rompre.

C'est une véritable claque pour Dominique. Il ne comprend pas ce qui se passe. Sa réaction est assez violente.

Ma mère est perdue et bouleversée, mes sœurs sont inquiètes.

Je connais bien ma mère et j'insiste sur le fait que sa prise de conscience ne doit pas se limiter à une rupture. C'est l'occasion d'aller au bout des choses et de mettre fin à ce cercle infernal. Elle qui a toujours cru pouvoir y arriver toute seule sait aujourd'hui que comprendre son histoire et la partager avec nous va permettre à chacun de retrouver sa place. C'est ensemble que nous avancerons pour faire que l'avenir soit meilleur. Je suis là pour elle, et je la respecte, je ne la juge pas et l'accepte comme elle est. Je lui demande de me croire lorsque je lui dis que je ne lui en veux pas et que je ne changerai pour rien au monde, ma vie d'aujourd'hui.

Etant donné les évènements, je décide d'expliquer à mes grands-parents la nécessité d'un échange avec leur fille qui permettrait à chacun de s'exprimer, d'écouter l'autre, de se comprendre.

C'est évident que cela va être un moment douloureux, intense et rempli d'émotions.

Effectivement, à l'époque de mes grands-parents, il n'était pas commun d'écouter et de prendre en compte le ressenti de ses enfants. De nombreux non-dits se sont donc installés et n'ont fait, avec le temps, qu'augmenter la distance entre les membres de ma famille.

Ma mère est angoissée à l'idée de décevoir à nouveau ses parents, et l'annonce de sa rupture semble impossible car cause certaine de la peine qu'elle va engendrer. Je propose donc à ma mère de l'accompagner et ainsi d'essayer de gérer au mieux les émotions de chacun.

Ma grand-mère s'ouvre et accepte le regard de l'autre. C'est un échange profond entre les deux femmes. Un moment qui permet à chacune de comprendre l'autre et de lui dire des choses jusqu'alors restées enfouies.

Pour la première fois, certains non-dits sont levés. Ma mère repart soulagée, elle qui croyait que sa mère allait s'effondrer et peut-être lui en vouloir terriblement. C'est inespéré et cela donne de l'espoir pour la suite.

J'imagine alors que, peut-être, un autre échange pourrait avoir lieu, ouvert aux autres membres de la famille également en souffrance. Je soumets l'idée de profiter d'une réunion de la famille proche, pour ouvrir le dialogue entre mes grands-parents, ma tante Marie-Christine, ma mère et moi-même. En effet, Il me parait essentiel que chacun soit partie prenante et non un simple suiveur, un simple spectateur, et qu'il mesure ainsi l'importance de son implication dans le vécu familial.

L'envie d'y croire nous fait précipiter les choses et occulter le besoin d'approfondir auparavant certains questionnements essentiels pour ma mère et sa sœur. Il en résulte un affrontement en lieu et place d'un dialogue et beaucoup de souffrance pour chacun d'entre nous, nous sommes en avril 2013.

Cette expérience de vie est très douloureuse. Cela fait plusieurs années que j'attendais ce moment, que je le préparais, la chute en est d'autant plus brutale.

Grâce à cette prise de conscience, je peux faire le deuil de ce rêve. Je réalise que je le portais seul, sans avoir réellement pris le temps d'y associer les personnes concernées et de vérifier leurs attentes et leur compréhension de notre histoire commune.

Cela m'a permis aussi de comprendre que je ne peux pas, je ne dois pas porter la responsabilité des relations entre les membres de ma famille. Je fais partie du système familial, mais je ne suis ni la source ni l'aboutissement. Chacun a sa part de responsabilité dans le cheminement de la famille, sa part d'ombre, de silence, d'acceptation. Chacun porte une part de renoncement qui impacte l'évolution des relations. En prendre conscience, l'accepter et tenter d'en tirer un enseignement positif, c'est donner une chance à l'avenir d'être meilleur.

Aujourd'hui, j'ai pris conscience que je dois me recentrer sur ma relation à ma mère et à mes sœurs, afin que l'histoire ne se répète pas. Nous ne devons pas croire que c'est en voulant protéger l'autre que nous ne le perdrons pas. Nous devons nous faire confiance, être sincère, ne pas nous juger, nous écouter, pour arriver à nous comprendre et à nous aimer pour de vrai.

Dans mes relations, j'ai donc un besoin de sincérité réciproque qui me permet de prendre conscience de l'image que je donne, des erreurs que je peux commettre et du ressenti de l'autre.

Séverine, ma femme, partage cette vision de la relation à l'autre et c'est cela que nous souhaitons transmettre à nos filles. Nous avons des avis différents, l'important est de connaître leurs origines pour pouvoir les comprendre, et accepter qu'ils soient différents.

Ce n'est pas parce que nous ne sommes pas du même avis que nous sommes contre l'autre, et ce n'est pas parce que nous sommes d'accord que nous avons le même cheminement.

Aujourd'hui, nous avons commencé une thérapie familiale (ma mère, mes sœurs et moi). Se donner un temps et un lieu pour échanger sur nos ressentis et notre histoire nous permet de mieux nous comprendre, de nous accepter et d'accepter l'autre.

Nous avons tous un jour souhaité dire ce que nous ressentons au fond de nous, mais combien ont réussi à passer le pas, à prendre le risque...

Je prends moi-même ce risque aujourd'hui car je suis prêt à me confronter à votre regard.

Si j'en suis rendu là dans ma vie personnelle, c'est que j'ai atteint le haut de la pyramide des besoins (voir figure ci-dessous).

Le besoin de réalisation de soi, c'est vérifier que les besoins précédents sont réellement acquis, s'autoriser à se confronter à l'avis des autres et ainsi mesurer les écarts.

Tout comme nous atteignons le sommet de cette pyramide par et avec les autres, nous ne pouvons y rester que de la même manière. De toutes les façons ce n'est pas un état acquis et définitif, puisque que nous faisons tous les jours de nouvelles rencontres et que des évènements inattendus surgiront, remettant en question les besoins précédents.

Pour moi, être à ce niveau, c'est comprendre comment nous pouvons y revenir lorsque nous tombons d'un ou plusieurs étages et ainsi de positiver les chutes.

Les besoins individuels – Pyramide de Maslow

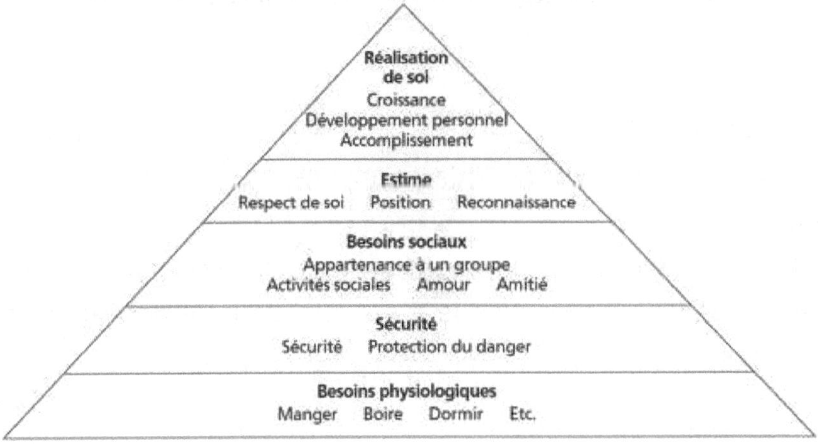

Bilan de cette vie quelque peu ordinaire

J'ai la chance de pouvoir dire aujourd'hui que ma vie est un cadeau, et je profite de tous les moments qui s'offrent à moi : les bons et les moins bons.

Le hasard a voulu que ma mère tombe enceinte (elle était vierge avant d'accoucher) et sa décision de me garder m'ont permis de voir le jour. Peut-être est-ce l'origine de ma capacité à affronter positivement les évènements ?

Je sais que j'ai de la chance et que la vie m'a donné et me donne beaucoup.

Pour Boris Cyrulnik (psychiatre et psychanalyste français), l'adulte -qui a cette capacité de rebond après le choc- est celui qui aura appris « *à aimer dans la gaieté et le respect de l'autre dans un système à poly-attachement : papa, maman, mais aussi les grands-parents, les cousins, les amis des parents.* »

Ma mère :

Notre lien si privilégié, m'a permis de me développer pour et avec les autres.

Bien sûr, elle a le sentiment d'avoir fait des erreurs mais c'est seulement parce qu'elle a accepté de faire des choix et d'avancer.

Quelque part, ce sont ses choix qui font que je suis devenu celui que je suis ; alors non je ne changerai mon passé pour rien au monde.

Notre relation a su évoluer, en préservant le lien entre une mère et son enfant et notre complicité.

Mes grands-parents :

Ils ont joué un grand rôle dans ma vie, celui du protecteur aimant et bienveillant. Ils ont fait de moi une bonne partie de l'homme que je suis. Je sais aussi que c'est grâce à notre relation privilégiée que je n'ai pas souffert du manque de père.

Bien sûr cette place que j'ai toujours eue à leurs yeux n'est pas habituelle, mais elle est sincère.

J'ai grandi comme un fils pour eux, et ils restent pour moi : « Ma Mamie et mon Papy ». Ils m'ont transmis leurs valeurs : le respect, la politesse, la générosité, et l'amour. Ce livre est aussi pour eux.

Les pères et paires :

« Papa Jacques » m'a permis de prendre mes repères fondamentaux. Dans les premières années de la vie, avoir une famille « ordinaire », permet une certaine stabilité.

Olivier m'a donné de l'amour et de l'attention, comme il aurait sans doute aimé en recevoir de son propre père. Ce sont deux choses qui sont pour moi aujourd'hui primordiales et que j'essaie de réinvestir chaque jour auprès de mes filles. Exister, avoir de l'importance aux yeux de quelqu'un est une chose qu'il est bon de ressentir et de savoir.

JP, le père de Coraline et Amandine, malgré lui, m'a donné beaucoup. J'ai gardé certains aspects de lui qui me semblaient justes. Et c'est un peu grâce à lui si j'ai pu rencontrer Séverine et fonder cette petite famille, souvenez-vous sa mutation en Charente...

Il m'a appris la valeur du travail et de l'argent.

Notre relation a développé ma capacité à régler les difficultés autrement que dans le conflit et ainsi continuer à avancer. Il m'a aussi permis d'avoir deux sœurs adorables et magnifiques, avec qui j'ai une relation des plus agréables aujourd'hui.

Mon père « biologique », Yannick, je le remercie pour les moments qu'il m'a donnés, quelques-uns seulement, mais pour moi c'est déjà beaucoup. Je sais que jamais je ne pourrai partager avec lui, ce que peut partager un fils avec son père, et je l'accepte, même si cela reste douloureux.

Je comprends très bien qu'il ait refait sa vie, et que face aux évènements, il n'ait jamais cherché à me recontacter. Il attendait simplement, ou pas, que je vienne me présenter à lui.

En tout cas, aujourd'hui, je sais qui il est, ce qu'il fait, quelle est sa vie de famille, bref je le connais un peu plus. Cela me permet d'avoir cet équilibre des racines.

Ma femme :

Elle est mon alter ego. Encore une fois le hasard ou le destin m'a été propice. Voilà maintenant bientôt 18 ans que nous partageons notre vie. Bien sûr notre relation a évolué tout comme nos sentiments, mais nous avons su, jusqu'à aujourd'hui, évoluer ensemble. Nous sommes différents, nous n'avons pas les mêmes besoins, mais nous partageons des envies, des projets. Elle croit en moi comme je crois en elle, et c'est ainsi que je peux plus facilement me lancer dans cette aventure. Nous acceptons nos différences et surtout nous en parlons.

Mes filles :

Elles sont tout pour moi. Je ne parle pas beaucoup d'elles dans ce livre mais elles ont une place plus qu'importante dans ma vie. Je pourrais parler d'elles pendant des heures comme beaucoup de parents pourraient parler de leur enfant.

Je serai toujours là pour elles, pour les écouter, les consoler, les faire rire, les rassurer, leur permettre de faire leur propre choix.

Ce livre est l'héritage que je souhaite leur laisser.

Mes sœurs :

Amandine et Coraline sont mes rayons de soleil, sans lesquels mon cœur ne pourrait être aussi chaud. Ce livre est aussi pour elles, je sais qu'elles comptent sur moi et je serai toujours là pour elles.

Mes beaux-parents :

Ils m'ont accueilli, accepté, aimé et transmis des valeurs importantes. Ils m'ont permis de prendre une place dans leur famille, alors que je sentais que je n'avais plus la mienne chez ma mère. Ils sont très importants dans notre vie, et ils sont toujours prêts à nous soutenir et répondent présents dès que nous avons besoin d'eux. Aujourd'hui, ils ont une relation amicale avec mon oncle et ma tante du côté de mon père, et cela nous permet de passer des moments plus qu'agréables.

Mes amis (ou plutôt nos amis) :

Je pense à vous tous. Nous avons souvent fait la fête ensemble, nous avons également échangé tellement de choses intimes et fortes, bref nous avons des relations vraies. J'ai toujours eu l'impression d'exister à vos yeux, et c'est cela qui m'a aussi permis de croire en moi.

Aujourd'hui, je passe et nous passons du temps avec les gens que nous aimons et avec qui nous pouvons être simplement nous. Se laisser être soi, ne pas chercher à jouer un rôle, c'est beaucoup plus agréable et profitable.

Cette vie je l'ai partagée, la partage, et je souhaiterai encore la partager. Elle pourra alors ainsi continuer à évoluer et à s'enrichir de moments vrais.

Peut-être que cela vient de mon caractère ou de ma personnalité, mais j'ai toujours essayé de prendre les choses du bon côté, ou en tout cas, de tirer le maximum de choses positives des évènements et rencontres, même négatives. Je pense aussi que le confort affectif facilite cette capacité d'approche des évènements.

Mon exutoire, le sport, est un élément important dans ma vie personnelle. Il m'a permis d'intégrer des équipes, de vivre des moments de partage aussi bien dans la victoire que dans la défaite. C'est aussi cela qui fait grandir : faire partie d'un collectif.

Bref, ce qui est sûr c'est que je me sens bien, « à l'aise dans mes baskets ». Je pense avoir atteint un certain équilibre personnel et familial qui me permet d'envisager ce métier. Car un coach de vie se doit d'être au clair avec lui-même :

« Connais-toi toi-même »
avant d'aider les autres à mieux se connaître.

Ce premier chapitre est un véritable travail sur moi-même, une sorte d'introspection. Il m'a permis de prendre un peu plus de recul et de poser ainsi l'hypothèse de la possible adéquation entre ma personnalité, mon vécu et ce projet.

Mais cela ne suffit pas pour accompagner l'autre, l'expérience professionnelle, comme dans tout métier, est plus que nécessaire : elle est indispensable.

La rencontre avec des publics variés et hétérogènes, dans des environnements professionnels différents est une source d'apprentissage du métier mais aussi de la vie. C'est en travaillant que nous prenons conscience du fonctionnement de notre société et des personnes qui la composent. Nous y découvrons un monde différent de celui de l'enfance, avec les responsabilités et les choix que cela implique.

J'ai décidé de vous présenter ma vie professionnelle en la détachant de ma vie personnelle, car il me parait nécessaire de bien différencier les deux, bien qu'elles aient des interactions réciproques évidentes.

Vous pouvez noter ici vos réactions, vos ressentis, vos questions, votre analyse à chaud de ce premier chapitre.

Deuxième Chapitre

Le monde du travail :

Un univers qui nous passionne, nous bouscule et nous construit.

Les premiers petits boulots et les études.

Arrivé à 12 ans au cœur de la Grande Champagne, dans la région de Cognac, je travaille dans les vignes, pendant chaque vacance, dès l'âge de 13 ans. Je commence aussi à garder des enfants, je suis Baby Sitter, le soir, de temps à autre.

Cela me permet très vite de gagner de l'argent et de prendre ainsi conscience de sa valeur.

A l'école, je ne suis pas un bourreau de travail, je me repose sur mes acquis. Malheureusement à un moment donné, les facilités ne sont plus suffisantes, elles deviennent une difficulté. Je redouble donc ma première S et obtient mon BAC de justesse, en 1996. Je m'oriente vers un U.F.R.[1] S.T.A.P.S.[2] étant donné que j'aime le sport et le contact avec les enfants.

L'été 1997, je travaille à Air Liquide Santé de Nantes pendant deux mois, et vis chez mes grands-parents. Je suis ouvrier manutentionnaire (premier contact avec le milieu ouvrier).
En 1998, je passe mon B.A.F.A.[1], et fais un approfondissement Surf des Neiges.
Je réalise le stage pratique avec l'Association pour les Gens du Voyage de la Région de Cognac. Je pars quinze jours en camps de vacances avec des enfants du voyage. Ces deux semaines m'ouvrent les yeux sur une réalité que je ne connaissais pas.

1. U.F.R. : Unité de Formation et de Recherche
2. S.T.A.P.S : Sciences et Techniques des Activités Physiques et Sportives

Je reviens bouleversé et grandi : la vie n'est pas rose pour tout le monde, les différences de cultures sont importantes, et cela n'empêche en rien de créer des liens très forts. J'ai mal vécu la séparation après ces deux séjours intenses. Le contraste entre nos cultures est important et j'ai mis du temps avant de comprendre que je ne devais pas les comparer, mais simplement accepter ces différences.

Ces enfants, qui ont maintenant entre 25 et 30 ans, viennent encore aujourd'hui me saluer avec un grand sourire, lorsqu'ils me croisent dans la rue. C'est pour moi une reconnaissance qui me touche, qui me montre combien notre rencontre a été positive.

Le B.A.F.A. me permet de travailler pendant les vacances scolaires d'été et d'hiver, pendant plusieurs années, jusqu'à ce que je finisse mes études et trouve mon premier emploi. L'animation est un métier dans lequel je me sens bien, et qui me permet de confirmer mon aisance dans la relation à l'autre (collègues, enfants, parents). Ce ressenti confirme donc mon orientation professionnelle.

Après mes deux premières années d'études à Angoulême, je pars à Poitiers faire une Licence Education et Motricité, diplôme qui permet ensuite de passer le concours d'entrée à l'I.U.F.M.[1] pour devenir professeur d'E.P.S.

---

1. B.A.F.A. : Brevet d'Aptitudes aux Fonctions d'Animateur.

Pendant ces deux années, je fais des stages dans des collèges près de Poitiers. Je réalise, alors, que ce métier n'est pas fait pour moi. J'attends plus de la relation aux autres, cela ne me suffit pas, ou plutôt, ne me correspond pas.

Je poursuis mes études en passant une maitrise en Management du sport, et ainsi ouvrir le champ des possibles, une fois sur le marché du travail. Les années FAC sont pour moi synonyme d'insouciance : la vie est simple.

Le système éducatif ne prépare pas à la vie, l'enseignement supérieur encore moins. Par définition, la pédagogie c'est « l'art d'éduquer » et nous oublions que l'origine du mot « éduquer » est double : « educare » et « educere ». Le premier est synonyme d'instruire, nourrir, mener vers, définition qui semble correspondre à notre système éducatif actuel car centré sur le savoir. Le second est souvent méconnu alors qu'il est rempli de sens car centré sur l'élève. « Educere », c'est : faire sortir de, s'élever vers, apprendre à penser par soi-même et avec les autres et non par les autres.

Les deux sont nécessaires à l'Homme pour qu'il puisse d'une part, s'intégrer dans une société et d'autre part, se développer personnellement et faire ses propres choix.

---

1. I.U.F.M. : Institut Universitaire de Formation des Maîtres.
2. E.P.S. : Education Physique et Sportive.

J'ai conscience, seulement aujourd'hui, du bénéfice des cours de sociologie, de sciences humaines et sociales, de psychologie de l'enfant...C'est en pratiquant que nous comprenons alors le sens et l'utilité d'une formation théorique.

L'école expérimentale : une expérience hors de mon commun.

Ma maitrise en poche au mois de juin 2001, je me mets à chercher du travail. Je tombe sur une annonce peu ordinaire : « Recherchons un animateur sportif pour encadrer des adolescents ayant des troubles du comportement ».

Lors de mon entretien, je pense bien sûr à mettre en avant mes expériences professionnelles d'animateur, et mon parcours universitaire lié à la psychologie de l'enfant, aux sciences sociales et au bien-fondé des activités physiques et sportives.

Je reçois, quelques jours plus tard, une réponse positive et commence à la rentrée de septembre 2001, j'ai alors 24 ans. «L'École Expérimentale » est une école privée financée par des subventions de l'Etat, département et commune, mais principalement par les parents. Le support juridique est une association de parents.

Une vingtaine de jeunes, entre 14 et 21 ans, vivent dans cette école et présentent des troubles du comportement (paranoïa, anorexie, violence, dépression...). Ils sont en conflits avec les institutions traditionnelles et reproduisent un mode de défense qui leur est propre : agressivité, opposition, inertie, rejet, actes délinquants, échec scolaire.

Le choix des adolescents est intersectoriel[1] et laissé à la seule responsabilité de l'institution.
L'équipe de professionnels est composée principalement de jeunes psychologues, qui travaillent en binôme et sont référents d'une maison de 4 à 5 adolescents. Les jeunes vivent en semi-autonomie. Pendant la journée, les jeunes vont au Lycée, en apprentissage, ou bien encore suivent des cours par le biais du C.N.E.D.[2], accompagnés par deux pédagogues.
Nous sommes deux animateurs pour les activités sportives et créatives.

Un peu surpris, je me retrouve à souvent travailler la nuit, pendant les weekends et certaines vacances, tout comme le cuisinier et les deux hommes d'entretien. Nous devons palier à des absences de professionnels. Je suis alors confronté aux jeunes et à leurs problématiques, dans des moments très délicats comme la nuit, les repas ou encore les sorties en extérieur. Le contraste avec ma vie d'étudiant est saisissant d'intensité.

J'échange alors beaucoup avec mes collègues psychologues, essaie ainsi de comprendre et de répondre au mieux aux besoins de chacun. J'apprends beaucoup sur les causes de leurs troubles, et comprends alors que la vie peut être parfois très compliquée, et dévastatrice, bien que nous ayons nos deux parents.

---

1. Intersectoriel : de plusieurs horizons géographiques, sociaux, culturels...
2. C.N.E.D. : Centre National d'Enseignement à Distance.

Cela m'a permis de développer une certaine adaptabilité.

Nous avons, une fois par semaine, une sorte d'analyse de pratique qui se passe avec tous les professionnels de l'institution. Cela doit permettre d'échanger avec ses collègues sur les difficultés et les réussites rencontrées afin que chacun puisse donner son avis et son ressenti dans l'optique de faire avancer l'accompagnement global du jeune.

La directrice, qui est également la thérapeute des jeunes, dirige ce moment. Son attitude et ses propos me font penser qu'elle est une grande manipulatrice, et sa position lui donne la toute-puissance. J'ai le sentiment qu'elle se sert de cette omnipotence pour manipuler les jeunes et ainsi tester les professionnels. A chaque réunion, chaque semaine, elle réussit à faire pleurer, craquer, une psychologue. Elle l'humilie devant le groupe. La liberté de parole est ici, comme dans d'autres endroits, qu'une notion très vague. Nombreux sont les professionnels qui sont partis, ne supportant pas cette pression et ce non-respect des individus. Le « turn-over » et les arrêts maladie sont plus que fréquents.

De par ma mission première, je me retrouve à pratiquer des sports collectifs avec les adolescents et cela me permet de créer un lien particulier, un lien de proximité. Nous partageons des défaites et des victoires. Les autres professionnels partagent également certains de ces moments privilégiés. Le terrain de sport devient fédérateur et créé un lien différent entre les jeunes et leur référent.

La proximité de l'âge, j'ai 24 ans, va aussi faciliter cette relation, bien que la question de place soit mise en jeu.

Je partage donc avec eux des confidences, un peu de leur histoire, de la mienne.

Pendant la première année, je rencontre des moments difficiles et d'autres très agréables. On me propose alors de repartir pour un an, j'accepte.

Je vais vous raconter une petite anecdote, qui vous donnera un aperçu de cet univers (à lire maintenant, plus tard, ou pas !). Elle se passe au début de mon deuxième contrat, en octobre 2002.

Pour les vacances de la Toussaint, tous les jeunes sont présents, et c'est « L'Ailleurs Thérapeutique ». Vous comprendrez que l'objectif est d'emmener ces jeunes hors du lieu habituel. Les jeunes, qui arrivent pour leur première année dans cette école, se retrouvent séparés de leur milieu familial pendant trois mois avant de pouvoir éventuellement y retourner le temps d'un week-end.

L'idée de cet « ailleurs » est de travailler sur leurs peurs et leurs troubles en mettant en place sur l'Ile d'Yeu un grand jeu de rôle. Ce « jeu » débute quelques jours avant le début des vacances, des indices et des rumeurs circulent, faisant ainsi le sujet des discussions quotidiennes.

Ce n'est que quelques jours avant le départ, que les équipes, composées de cinq jeunes et d'un adulte, sont annoncées. Le voyage s'effectue en bus, puis en bateau, de Pons jusqu'à l'île d'Yeu, où aucun véhicule motorisé n'est autorisé.

Pour information l'île d'Yeu approche les dix kilomètres de long pour quatre kilomètres de large, et une superficie de 23 km2. C'est une île au caractère sauvage où la faune et la flore sont très développées, et où les paysages sont multiples : des falaises, de grandes plages, des bois et des marais.

Cela fait donc à peine deux mois que j'ai intégré cet établissement, et je me retrouve au milieu de nulle part, avec cinq jeunes présentant des troubles du comportement : vous pouvez donc facilement imaginer mes angoisses.

La directrice nous rejoint, elle, en hélicoptère.

Une fois débarqués, nous nous rendons chez le loueur de vélo, où chacun se voit attribuer son moyen de locomotion. Chaque équipe a en supplément, une remorque afin de pouvoir transporter les courses ou autres marchandises.

Ensuite, on nous accompagne à notre maison, notre quartier général, tout ceci sans avoir la moindre idée de l'emplacement des autres baraquements. Notre logement est très agréable, avec tout le confort nécessaire, et des espaces respectant l'intimité de chacun.

L'objectif est donc, pour moi, de faire en sorte que la vie en collectivité se passe bien, de réguler les peurs et appréhensions des jeunes et de motiver ces derniers à participer à l'aventure. Nous avons en notre possession les règles du jeu et des indices de départ.

Le premier soir donne le ton de la semaine : nous avons rendez-vous, une fois la nuit tombée, au bord de la plage. Une fois sur place, nous découvrons un corps inerte. C'est un mannequin !! Mais il y a de quoi s'y tromper. C'est alors que la police de l'Île arrive en 4x4 toutes sirènes dehors.

Le jeu est lancé ! La semaine est ainsi ponctuée, par des intrigues, des énigmes individuelles, et des épreuves collectives. La plus marquante, enfin pour ma part, est une cérémonie quelque peu étrange :

Le point de rendez-vous est proche d'une forêt, où nous attend une personne avec des vêtements de cérémonie (Costume de style religieux avec un chapeau-cagoule pointu). Chaque équipe passe l'une après l'autre, en attendant son tour bien loin du lieu de la cérémonie. Le chemin menant à la scène est sinueux, sombre et étroit, parsemé de bougies, l'ambiance est assurée.

Une fois arrivé à la petite clairière, nous remarquons que plusieurs personnes sont postées avec des costumes identiques à la première, et positionnées en demi-cercle face à nous. Tout autour, et posées sur des gros cailloux, dansent quelques bougies. L'atmosphère est à la fois étrange et pesante.

Le but de cette cérémonie est de transférer ses propres angoisses ou peur sur une poule, et d'ensuite de l'égorger et de récupérer du sang dans une coupelle, après quoi, nous devons ramener la bête morte et la manger pour le dîner du soir.

Cette cérémonie peu ordinaire, je l'avoue, m'a fait froid dans le dos. Les adultes s'occupant des jeunes ne sont au courant de rien, et pour ma part, j'ai du mal à comprendre la signification de ces rituels, et leur intérêt thérapeutique.

Les différents moments du jeu ne sont pas simples à vivre, mais le plus délicat est de s'occuper des jeunes et particulièrement au retour de ces cérémonies. Ils sont loin de tout, au plus près de leurs propres démons et angoisses.

La fin de la semaine arrive et les équipes se départagent dans des épreuves beaucoup plus ludiques et tactiques.

Après les vacances de la Toussaint, les échanges avec mes collègues sont de plus en plus réguliers et fréquents, en dehors de nos heures de travail. Je me rends compte que la situation n'est pas très saine, et que même les psychologues se posent beaucoup de questions et sont choqués de voir comment se passent les choses. Ces moments privilégiés nous permettent de décompresser et surtout de vider notre tête des ressentis de la journée. Dans ce type de métier, une phase de décompression est plus que nécessaire.

J'ai du mal à comprendre et je ne sais plus très bien à quoi je sers. Je doute, je suis mal. Je m'arrête une quinzaine de jours, enfin non, le médecin m'arrête, car il voit bien que je suis troublé et déstabilisé.

C'est alors que je comprends que les choses ne sont pas toujours telles qu'elles paraissent, et surtout que les gens ne sont pas tous bienveillants. Je réalise qu'une question anodine lors de mon entretien a finalement toute son importance : « parlez-moi un peu de votre vie de famille et de vous ». Je suppose que la directrice peut ainsi repérer des failles éventuelles dans l'histoire personnelle et favoriser ainsi l'intérêt de son jeu qui me semble malveillant et malsain.

La réalité est difficile à encaisser, mais je me relève et termine mon contrat en ne pensant qu'aux jeunes et à ce que je peux leur apporter.

Pendant deux ans, j'ai beaucoup donné à ces jeunes et ils m'ont tellement appris.

Nous avons passé, ensemble, des moments uniques qui resteront à jamais dans ma mémoire. Ce métier, ou plutôt ce rôle, m'a permis de prendre confiance en moi, d'affronter la réalité, et de trouver les ressources nécessaires pour accompagner de mon mieux, enfin de notre mieux. C'était avant tout un travail d'équipe et de collaboration, travail dans lequel chacun amenait ses compétences et sa personnalité. Cette collaboration était bien évidemment renforcée par notre lutte commune à ne pas se laisser détruire.

Nos échanges m'ont permis de trouver certaines clefs permettant aux jeunes d'avancer. Ce n'est que plusieurs années plus tard, que j'ai reçu des messages de quelques jeunes, via Facebook, me disant que je les avais aidés et qu'ils me remerciaient. Une reconnaissance de nos échanges et de mon rôle.

La relation avec les collègues a été très forte et très intense. J'ai découvert un univers mais surtout des personnes avec lesquelles j'ai pu partager des idées et vivre des moments forts de sens.

Cette première aventure professionnelle se termine devant le tribunal, mes collègues ayant décidé de porter plainte pour différents motifs. Je ne participe pas à cette action collective, et décide simplement de donner mon témoignage ; je vais me marier et j'ai besoin de sortir de tout ça.

Je suis donc de retour sur le marché du travail avec deux ans d'expérience supplémentaire. La vie prend du sens, j'avance.

Formation + Insertion = un métier passionnant

En septembre 2003, je réponds, cette fois, à une annonce pour un poste de formateur socio-sportif au C.F.O.S.E.P.[1].

Un mois plus tard, je reçois une convocation à un entretien individuel.

Le jour J, je me retrouve confronté à la réalité : nous sommes une douzaine de candidats, la partie est loin d'être gagnée !! Face à une assemblée, plus importante que je l'imaginais (une dizaine de personnes), je me sens tout petit. Je reste objectif sur mes compétences (je possède des connaissances que je n'ai pas encore pu utiliser), insiste sur mes savoir-être, et parle avec mon cœur de ma dernière expérience, de ma motivation pour travailler avec et pour les autres.

Une semaine plus tard, le directeur m'appelle pour me dire que je suis retenu pour le poste. Ma joie est immense.

Je signe mon premier CDI et prends mon poste en début 2004. Une nouvelle aventure commence.

En effet, le travail est loin d'être monotone, j'interviens sur les deux pôles principaux du centre de formation :

1. C.F.O.S.E.P. : Centre de Formation OmniSports et Professionnel.

Premier Pôle : Action d'insertion sociale et professionnelle par le sport :

Sur ce pôle, le public concerné est composé de jeunes en difficultés, orientés par la Mission Locale, pour un stage de huit mois, pendant lesquels ils vont devoir : travailler leur projet professionnel et/ou personnel ; s'investir dans un projet commun ; pratiquer des sports collectifs quotidiennement.

Je suis amené à les encadrer sur le terrain. Je pratique avec eux, je me mêle au groupe. Cela favorise les interactions et permet d'établir une relation de confiance. Tout au long des huit mois, ils pratiquent successivement : le volleyball, l'Ultimate (frisbee en équipe), puis le handball, le basketball et enfin le rugby. Cette progression permet une meilleure appréhension de soi, du rapport aux autres et des règles.

Je travaille, avec mes collègues, sur un référentiel d'insertion par le sport, dont l'objectif est de mettre en relation les savoirs (connaissances, savoir-être, savoir-faire) liés au sport avec le monde du travail. Nous nous servons de ce référentiel pour faire les évaluations et les auto-évaluations, et ainsi mesurer les compétences transférables acquises. Nous pouvons alors réévaluer les objectifs de chacun et les adapter. La personne est au centre du système et actrice de son parcours.

Sur ce pôle, j'interviens également dans l'encadrement de séances sportives pour d'autres organismes de formation d'insertion professionnelle.

Le projet collectif de ce groupe passe par la création d'une association propre au groupe : l'objectif final est la réalisation, l'organisation et l'animation d'un évènement public.

Ma collègue Sophie et moi accompagnons les jeunes dans leur choix de mettre en place une manifestation sur le thème du handicap avec, dans le centre-ville d'Angoulême, un parcours de sensibilisation et un tournoi handibasket. Pour ce faire nous rencontrons l'équipe locale de handibasket et l'équipe féminine de La Couronne (valide), avec lesquelles nous faisons quelques entrainements. Ces échanges et ces moments de pur partage créent un nouveau sentiment en chacun de nous : la différence vient de notre regard, de notre perception.

Considérer l'autre comme nous souhaiterions être considéré, chacun avec nos handicaps et nos différences.

L'année suivante, le nouveau groupe choisit le mélange des cultures comme thème. Nous assistons à une journée qui mêle des personnes de tous âges (maison de retraite, centre de loisirs), de toutes cultures (orientale, africaine, européenne), et

tout niveau social, sur des activités telles que : le cirque, la danse, la musique, la gastronomie et le sport.
Une fois de plus, le thème sur la différence se retrouve au centre du projet et amène de belles rencontres et prises de conscience.

C'est aussi à la rentrée 2005 que je prends la responsabilité de coordonnateur pédagogique et mets en place les comités de pilotages avec tous les partenaires (la D.I.R.E.C.C.T.E.[1], la mission locale, les assistantes sociales, la D.D.J.S.[2], la mairie…) une fonction au combien intéressante qui permet de mesurer le niveau d'implication de chacun, et l'importance de la mobilisation de tous les acteurs et partenaires.

Grâce à cette mission, je comprends l'intérêt de travailler à la fois sur l'individu, sur ses relations avec le groupe, ceci dans des environnements différents. C'est lui permettre de prendre conscience de ses capacités, de ses compétences, et surtout du fait qu'elles soient transférables d'un domaine à un autre. Il s'agit tout simplement de mettre du lien et de donner du sens, de décloisonner. Chacun peut alors trouver sa place, son rôle, prendre confiance en lui, et retrouver le goût d'avancer, d'évoluer.

---

1. D.I.R.E.C.C.T.E. : Direction Régionale des Entreprises, de la Concurrence, de la Consommation, du Travail et de l'Emploi.
2. D.D.J.S. : Direction Départementale de la Jeunesse et des Sports.

Deuxième Pôle : Formation Professionnelle pour le tronc commun des Brevets d'Etat :

Le C.F.O.S.E.P. travaille en collaboration avec le C.R.E.P.S.[1] de Poitiers, qui forme des adultes au métier d'éducateur sportif.

Les stagiaires sont donc de tous âges et de tous horizons. Ils sont en formation pour obtenir un brevet d'état ou un brevet professionnel, en lien avec une spécialité sportive. Nous intervenons sur le tronc commun et, dans ce cadre, je donne des cours sur des thèmes comme : les sciences sociales, la physiologie, la biomécanique ou encore l'insertion par le sport. Je réinvestis ici les connaissances acquises à la faculté.

Pour parfaire mes compétences, je demande à suivre des formations liées aux stratégies et méthodes pédagogiques et à la gestion de groupe. Ces courtes formations sont, pour moi, comme un révélateur. Elles me permettent de mettre en place un cadre de travail, de prendre du recul par rapport à mes interventions, de rendre le stagiaire acteur de son parcours.

Je comprends alors que je ne veux pas être un maître savant, mais plutôt, un guide voire un accompagnateur à l'apprentissage.

1. C.R.E.P.S. : Centre Régional d'Education Populaire et de Sport

Mon objectif est alors, en fonction du thème abordé, de permettre à chacun d'apporter ses connaissances, son vécu, son regard. L'idée est de construire avec eux le contenu de leur formation.

Je me rends compte que je peux adapter ma méthode à n'importe quel contenu et faire vivre des cours, pas toujours très attirants au premier abord. Pour y parvenir, je me dis que la séquence de formation doit me plaire et me donner envie, comme si j'étais moi-même stagiaire. J'utilise et crée alors de nombreux outils avec l'aide de mes collègues. Je fais également remplir, à chaque fin de cours, une fiche d'évaluation de la séquence que je viens de faire.

Je dois avouer que ce métier me plait beaucoup, je prends « mon pied ». J'ai même mis en relation les deux pôles (insertion et formation) lorsque nous avons eu des stagiaires d'un Brevet Professionnel Activités Physiques pour Tous qui avaient choisi l'option Insertion par le Sport. Les uns encadrent des jeunes en insertion et les autres se valorisent en montrant de quoi ils sont capables, et se dépassent. Une vraie valeur ajoutée pour tout le monde.

Je suis également sollicité pour faire partie du jury d'évaluation des B.P.J.E.P.S.[1], une expérience de plus.

---

1. B.P.J.E.P.S. : Brevet Professionnel de la Jeunesse, de l'Education Populaire et de Sport

L'équipe de travail est comme une famille, et on ne se sent jamais seul. Il y a toujours quelqu'un pour vous répondre et vous aider.

Je travaille beaucoup avec Sophie, mon homologue féminin, et nous apprenons chacun l'un de l'autre. Elle doit apprendre à gérer sa relation à l'autre ; moi, à m'organiser dans mon travail et préparer mes interventions.

Jos, le responsable des formations, est notre « Mentor ». C'est une personne à laquelle nous nous référons dans beaucoup de domaines. Il nous amène le savoir et surtout, le savoir réfléchir. Donner la réponse n'est pas la seule solution, ni forcément la meilleure. Sa vie personnelle et ses expériences professionnelles font de lui une personne riche et généreuse. Son influence est certaine, je la ressens encore aujourd'hui. J'aime partager avec lui des réflexions et prendre en compte son avis.

Les relations entre collègues ne sont pas toujours évidentes, comme dans une famille. Parfois, il faut se poser et échanger pour mieux se comprendre et avancer ensemble. J'ai appris à dire les choses avant qu'il ne soit trop tard, et ainsi partager mon ressenti. C'est devenu une chose essentielle pour moi. Les non-dits créent de la distance et de l'incompréhension.

J'ai ici compris que le travail en réseau est essentiel. La communication et la sincérité sont les clefs d'un partenariat efficace qui permettent de laisser la personne au centre du processus, de ne pas chercher à créer plus de difficultés. Dans ce type de métier, comme dans bien d'autres, les relations saines entre les salariés permettent de porter une meilleure attention à la mission et surtout à sa réussite.

Bref, je suis heureux dans mon travail et j'en ai pleinement conscience.

Pour aller de pair avec ce bonheur professionnel, j'apprends que je vais être père, je nage en plein rêve.

Malheureusement quelques mois plus tard, le Centre de Formation, qui a un statut associatif sous la loi 1901, se voit obligé de fermer ses portes, après plus de vingt ans d'existence. Comme tout centre de formation, sa vie financière est liée aux subventions des différentes collectivités et aux réponses à des appels d'offres. La perte d'une subvention correspondant à la moitié du budget, et les appels d'offres non remportés sont une réalité économique implacable.

C'est tout une vie qui s'écroule pour certains de mes collègues, qui étaient là depuis près de 18 ans. Ne pouvant se résoudre à une fin aussi triste et frustrante, ils décident de travailler sur un projet : la création d'un chantier d'insertion.

Ces deux années m'ont fait prendre conscience que nous pouvons avoir un espace de liberté dans notre travail, et que nous devons l'utiliser afin de pouvoir être nous-mêmes. Je parle ici des méthodes et des outils : ils ne sont pas figés. C'est à celui qui les utilise de les adapter à sa propre personnalité, à sa propre pédagogie ou andragogie, et aux besoins des usagers.

Si la communication est sincère, elle sera un véritable facilitateur de l'action.

Je sais que j'ai beaucoup appris, que je me suis enrichi d'expériences et de rencontres, mais également qu'un CDI n'est pas toujours synonyme de stabilité. Le domaine de la formation professionnelle est économiquement fragile et incertain, mais il permet une liberté de méthode et de réflexion qui donne du sens à nos actions.

En novembre 2005, je me retrouve donc licencié économique. Je ne bénéficie pas d'un statut spécifique, étant donné que cela fait moins de deux ans que je travaille au C.FO.S.E.P. Je me retrouve donc bénéficiaire de l'A.R.E.[1]. Je décide de faire partie du groupe de travail autour de la création du chantier d'insertion, mais la situation étant, je dois retrouver du travail.

Les offres d'emploi dans le domaine de la formation et de l'insertion professionnelle se font rares. Je m'inscris donc en agence d'intérim et réalise des missions en usine, à St Gobin au tri de bouteilles, et dans une petite entreprise familiale de viticulture. Je découvre alors de nouveaux univers, de personnages. Je dois avouer que ce type de travail ne me déplait pas mais je me sens plus utile dans le domaine de l'accompagnement.

1. A.R.E. : Allocation de Retour à l'Emploi.

Le monde du travail :

Un univers qui nous bouscule, nous questionne et nous construit

Au manoir, les fantômes ne sont pas les plus malveillants.

Au mois de mai 2006, je me présente à un poste de moniteur-éducateur dans une M.E.C.S.[1] Ce centre accueille une quinzaine de jeunes entre 14 et 21 ans, placés par la P.J.J.[2] ou l'A.S.E.[3].

Apparemment, il y a beaucoup de « turn-over » au niveau de l'équipe d'encadrement. Lors de l'entretien, j'insiste un peu plus sur mon expérience à l'Ecole Expérimentale. Le poste m'est attribué. L'établissement se situe dans un ancien manoir, en plein cœur de la campagne charentaise. La particularité de ce centre, c'est qu'il possède un restaurant d'application, et forme donc les jeunes aux métiers de cuisinier et de serveur (CAP et BEP).

Le charme du lieu fait son effet : parc de plusieurs hectares avec des arbres variés et centenaires ; une longue allée centrale qui mène au manoir sur les bords duquel on peut apercevoir une piscine et un terrain multisports ; des salles de restauration avec parquets en chêne et hauts plafonds ; les cuisines sont dignes de celles d'un grand restaurant.

1. M.E.C.S. : Maison d'Enfants à Caractère Social
2. P.J.J. : Protection Judiciaire de la Jeunesse
3. A.S.E. : Aide Sociale à l'Enfance

Pour encadrer ces jeunes, il y a une équipe éducative composée d'un chef de service, d'éducateurs ; un chef de cuisine, un chef de salle, qui s'occupent de la partie formation pratique ; une pédagogue à temps partiel pour la partie théorique ; une psychologue à temps plus que partiel ; un directeur et sa secrétaire ; enfin deux hommes d'entretien.

La plupart du temps, les jeunes sont en formation et lorsqu'ils n'y sont pas, nous devons les occuper. Je dis bien occuper et non éduquer, car notre métier d'éducateur se résume, ici, à préparer les départs en fin de semaine, aller faire les courses, préparer certains repas, organiser les activités du weekend…

Bref, je me rends vite compte que l'accent est mis sur la formation, et donc sur la restauration et la clientèle. Je ne remets pas en question l'importance de la formation professionnelle. Il s'agit avant tout d'un centre éducatif. Les jeunes ont besoin de travailler sur leurs difficultés personnelles afin de pouvoir s'insérer dans la vie ordinaire.

Nous proposons, avec William, un collègue, de mettre en place des actions éducatives afin d'aider ces jeunes à dépasser des conduites addictives et violentes. Devant le refus de la hiérarchie de modifier certains emplois du temps, afin d'y insérer des projets en fonction des problématiques, et ne pas faire que de l'occupationnel, je perds vite espoir de pouvoir trouver ma place dans cet établissement. Je ne partage pas le mode de fonctionnement choisi.

De plus, il règne ici, une véritable guerre de territoire et de pouvoir, comme au temps du moyen âge, c'est peut-être dû à l'histoire de ce lieu, me direz-vous, mais j'en doute. Cette guerre, au vu de tous, se passe entre le directeur et le chef de cuisine, et on la retrouve même au sein du conseil d'administration, lui-même, scindé en deux. Les jeunes sont ainsi plongés au cœur de la vie qu'ils viennent de quitter, certains sont même dévalorisés voire humiliés par les propos de certains professionnels.

L'hébergement, quant à lui, ne propose même pas de séparer les filles des garçons avec autre chose qu'un couloir.

La difficulté de pouvoir mener à bien mon travail, le découpage des horaires, et le travail de weekend me pousse à regarder ailleurs. Certains éducateurs sont présents depuis plusieurs années, alors que le « turn-over » est important. Je me rends compte que ces éducateurs n'en sont pas vraiment : ils n'ont pas tous de formation adéquate, d'expérience en lien avec l'éducatif et les problématiques auxquelles nous sommes confrontés. Le dialogue est alors compliqué.

Devant toutes ces incohérences et aberrations, je décide avec William, de prendre rendez-vous auprès du directeur de l'A.S.E. afin de pouvoir lui faire part de nos observations et de nos ressentis. Nous sommes reçus et notre témoignage est pris en compte, mais il nous est clairement dit, que nous ne sommes pas les premiers. Malheureusement rien ne pourra être fait tant que les jeunes eux-mêmes ne témoigneront pas. La situation ne pourra donc évoluer : comment un adolescent en difficulté peut-il se sentir capable de témoigner contre le centre ?

Je ne veux pas rester et participer, malgré moi, à ce fonctionnement. Je vais alors rendre visite au directeur d'un I.R.P.P.[1], qui me dit que mon profil l'intéresse et qu'il y aura peut-être une place d'éducateur de disponible, d'ici quelques semaines.

1. I.R.P.P. : Institut de Rééducation Psychologique et Pédagogique

L'I.R.P.P., une transition épuisante.

Le poste devenant vacant, je démissionne du manoir (car j'avais un CDI) et entre aussitôt à l'IRPP. Nous sommes en octobre 2006.

Pour ceux qui ne connaissent pas, l'I.R.P.P. est un établissement qui accueille les enfants, de 6 à 12 ans, qui ne peuvent s'adapter au système scolaire ordinaire (hyperactivité, difficultés familiales et/ou scolaires, comportement violent...). L'équipe est composée d'éducateurs, d'enseignants, de psychologues, d'une psychomotricienne, d'un chef de service éducatif et d'un directeur.

Aujourd'hui, ce type d'établissement est appelé Institut Thérapeutique Educatif et Pédagogique. C'est un nouvel univers, de nouvelles fonctions, de nouvelles histoires personnelles, de nouveaux collègues, auxquelles je m'adapte rapidement. J'interviens seul et en binôme sur différents groupes.

Mon poste correspond à celui d'un éducateur spécialisé, bien que Moniteur Educateur soit notifié sur ma feuille de paie. (Je ne rentrerai pas dans le débat ici).

Je m'occupe donc de groupes d'enfants, environ 6 enfants pour un éducateur, et je leur fais faire des activités éducatives : de la lecture de contes à des ateliers de bricolage, en passant par des activités sportives et culturelles. Je suis également le référent de quelques enfants, pour le travail de liaison avec la famille ou les éducateurs sociaux.

Je profite également de la présence d'autres professionnels pour échanger avec eux. Je m'enrichis des connaissances et expériences de chacun, et mesure ainsi l'importance d'un travail de collaboration.

Je sens bien qu'il existe des tensions au niveau des professionnels, mais j'essaie de ne pas prendre parti et de faire mon travail le mieux possible.

Dans ce type d'établissement, la communication et la collaboration devraient permettre de créer une unité de fonctionnement, donnant ainsi des repères solides à ces enfants. Malheureusement, les problématiques personnelles et les conflits relationnels entrainent les professionnels dans une dérive du système. Ce n'est pas en reproduisant les dysfonctionnements parentaux que ces enfants ont connu ou connaissent, que nous pourrons les amener à grandir et à se construire. Cette fois je reste à ma place, et donne ce que j'ai à donner.

Les journées sont intenses, les enfants sont épuisants, et le soir j'ai du mal à être agréable avec ma fille. Je m'attache forcément à ces enfants et je sais que je ne suis pas là pour les sauver, alors je mets en place des activités sportives et créatives qui me correspondent. Je peux ainsi créer un vrai lien et partager des moments de joie et de détente. Le temps d'une activité, ils oublient leurs difficultés et redeviennent des enfants ordinaires, cela suffit à me rendre heureux.

C'est une tranche d'âge que je ne connaissais pas. Je prends alors conscience qu'un individu peut commencer à souffrir de très bonne heure, et que sa vie ne va pas être « un long fleuve tranquille ». Les problématiques rencontrées me renvoient à celles que j'ai déjà connues, mais chez des enfants plus âgés. Je mesure alors un peu mieux les parcours de certains.

Le fait d'être un jeune Papa, à ce moment-là, me fait comprendre que mon rôle, notre rôle de parents, est primordial.

J'ai été recontacté en début d'année, en 2007, par mes anciens collègues du C.F.O.S.E.P. Je pense que l'ouverture prochaine du chantier d'insertion devrait tomber à point nommé. Ces six mois m'ont épuisé.

Armada, une aventure humaine incroyable.

C'est le 4 mars 2007 que je vais travailler pour la première fois sur le chantier d'insertion, « Armada », à Angoulême. J'avais déjà prévenu l'I.R.P.P. de mon possible départ, étant donné l'avancée du projet. (Il est important pour moi d'être honnête et sincère avec les personnes qui me font confiance). Faire partie d'une telle aventure et savoir que l'on compte sur vous pour faire partie d'un tel projet, me permet de partir serein.

Armada (Sois l'architecte de ta vie) : C'est le nom et la devise de notre chantier d'insertion. Et je dois avouer que cette devise est assez parlante et qu'elle me correspond.

Nous employons des personnes en grandes difficultés sociales et professionnelles. Ils sont salariés en contrat d'avenir pendant six mois, renouvelable deux fois.

Le chantier d'insertion a été bâti en fonction des valeurs du C.F.O.S.E.P., à savoir l'Insertion par le Sport. C'est le seul chantier à intégrer le sport dans ses outils pédagogiques. Je ne suis plus formateur socio-sportif ou éducateur mais Encadrant Technique d'Insertion.

La partie production, du chantier, est un atelier de construction navale, au service de la municipalité, auquel s'ajoute l'animation du fleuve Charente. La mission principale des salariés en insertion est donc de construire des joutes nautiques et d'organiser des tournois.

Les dirigeants se sont inspirés des tournois existant à Cognac, qui font, chaque année, s'affronter les salariés des maisons de cognac devant un large public.

Les activités des salariés en parcours, et par conséquent les miennes, sont variées : Atelier Production de joutes nautiques, Chantiers extérieures (peinture, installation d'un parcours de santé, construction d'un chalet de noël…), le sport (aviron, VTT, sports collectifs, course à pied), la remise à niveau.

Je me forme donc à la construction navale avec mon directeur et ami, Jos. Fils de marin breton, marin lui-même, il a construit plusieurs bateaux, il est donc notre Technicien en charpente navale. Il était le directeur des formations, du temps du C.F.O.S.E.P.

Les personnes sont également prises en charge, dans leurs problématiques et démarches quotidiennes, par une Accompagnatrice Socio-Professionnelle, ancienne collègue, Brigitte.

J'accompagne et encadre donc des personnes de tous âges (de 20 à 57 ans), de toutes origines et toutes cultures (africaines, mahoraise, française…), ayant des formations initiales très éloignées du domaine de la construction navale.

Mon âge n'est plus le gage de mon autorité. Je dois ici me faire respecter par mes compétences, mes valeurs et ma position d'encadrant. Je partage avec eux des journées entières, aussi bien dans le travail que dans le sport. Je dois donc faire attention à bien garder mes distances et à ne pas tomber dans le copinage. Cette position est délicate, mais reste très positive lorsqu'elle est comprise et acceptée. C'est ainsi, en étant clair sur ma position, que les échanges avec les salariés en parcours sont très riches.

Je me sens à l'aise, bien que parfois les situations soient délicates. Le travail du bois me plait énormément, tout comme l'organisation des tournois avec les partenaires (la mission locale, les assistantes sociales, les entreprises locales, la D.I.R.E.C.C.T.E, la mission insertion du Conseil Général, des associations relais), et la pratique d'activités physiques et sportives.

Je décide, en accord avec la structure, de passer une V.A.E.[1] afin d'obtenir un titre professionnel nouvellement reconnu par l'Etat : « Encadrant Technique d'Insertion ». Cela me sera toujours bénéfique, et donnera au chantier une valeur ajoutée. Mon expérience précédente est prise en compte et valorisée, je n'ai pas de formation complémentaire obligatoire. Je rédige mes écrits et prépare l'oral avec l'aide de Jos et d'un centre de formation spécialisé. Ce travail autour de la VAE me permet de revenir sur mes expériences professionnelles pour les mettre en lien avec les compétences que l'on me demande aujourd'hui.

1. V.A.E. : Validation des Acquis de l'Expérience.

C'est un travail, parfois lourd, mais tellement enrichissant. C'est une sorte d'auto-bilan de compétences. J'obtiens mon titre professionnel en juin 2008.

L'équipe est réduite au minimum, nous sommes principalement quatre à faire tourner le chantier. Jos, Béatrice, Brigitte et moi-même. Un éducateur sportif est mis à notre disposition de temps en temps par la ville, c'est Gilles notre ancien collègue déjà en mise à disposition à l'époque du C.F.O.S.E.P.

Nous construisons trois joutes nautiques, toutes en bois et réalisées entièrement à la main. Nous sommes fiers, et les salariés en insertion le sont davantage, lorsque nous faisons les mises à l'eau de façon officielle avec tous les partenaires et la presse. C'est un vrai challenge au quotidien, que d'amener des gens très éloignés de l'emploi, à construire quelque chose de leurs mains, à aller à la rencontre « des Autres », à pratiquer une activité sportive régulière.

Tout le monde est ravi et participe aux tournois ; le chantier bat son plein.

Je ne vous cache pas que nous avons eu des relais à passer, des sanctions à prendre, vous vous en doutez, tout n'est jamais rose. Notre rôle est aussi de leur faire prendre conscience de l'importance du respect des règles et des autres, pour se respecter soi-même - chose pas évidente, quand vous avez vécu sans repère et sans règle. Pour cela le sport est un outil riche et plus qu'adapté. Je fonctionne un peu comme du temps du C.F.O.S.E.P., et participe activement aux activités, pouvant ainsi motiver, soutenir, temporiser les salariés, au plus près. Ils se sentent écoutés et se livrent plus facilement lors de temps informels.

Pour pouvoir les accompagner de façon efficace, je travaille en collaboration avec l'accompagnatrice sociale et le directeur. Il est essentiel de favoriser l'échange et la confiance afin de pouvoir faire émerger la réalité des problématiques et mettre en place une stratégie adaptée.

J'interviens également dans le recrutement des salariés en parcours, ce qui me permet de mesurer la motivation de départ, l'adéquation entre la problématique personnelle et les enjeux du chantier. Encore une fois, la proximité me permet de mieux comprendre leurs parcours délicats. L'implication dans le fonctionnement de la structure me donne plus de maturité, d'objectivité.

Après un an de mise en route, les finances nous inquiètent. Nous n'avons pas assez de commandes extérieures et les subventions diminuent. Ce type de structure est financé par les collectivités territoriales, le département, la région et la vente de sa production.

L'achat des joutes par la ville commence à se faire attendre, et la prochaine commande est remise en question. Les élections municipales de 2008 entrainent un roulis de la droite vers la gauche. Ironie du sort, le nouveau maire ne veut pas du « jouet » de son prédécesseur. Aucun contrat, ni document ayant été signé par l'ancien maire, nous n'avons aucune chance.

Le besoin de recrutement d'une secrétaire se fait sentir. Malheureusement, le conseil d'administration (CA) confond notre mission avec leur mission, et ils engagent une secrétaire qui n'a pas sa place ici. Je me permets de dire cela car pour travailler sur un chantier d'insertion, il faut un minimum d'équilibre personnel, une certaine connaissance du public, et être capable d'affronter de nombreuses problématiques.

Malheureusement cette personne, qui essayait de faire de son mieux, n'a pas su ou pu prendre sa place. La question des compétences est aussi liée à l'environnement professionnel. De même, le charpentier que nous avons engagé pour être chef d'atelier était trop éloigné de ce public, et n'est resté que quelques semaines.

Si nous rajoutons à cela la mauvaise gestion de la trésorerie de la part du CA, cela commence à faire beaucoup. Le président (ancien directeur du C.F.O.S.E.P.) le reconnait d'autant plus par son choix d'avoir constitué le CA d'amis ayant des métiers plus que prenants. Dans une structure associative, le conseil d'administration a un rôle déterminant et ses membres doivent être disponibles et impliqués, d'où la difficulté de trouver les bonnes personnes !!

Le naufrage pressenti est prévu pour la mi-mai 2009, et nous est annoncé officiellement un peu après le début de l'année. Nous, le personnel permanent, avions pris conscience que l'association aurait du mal à remonter la pente, dès la fin de l'été précédent.

La liquidation judiciaire est très difficile à vivre pour tout le monde : les salariés en parcours, les salariés permanents, les membres du CA et le président, les partenaires sociaux et institutionnels. Beaucoup de personnes se sont investies dans ce projet et dans cette aventure.

Le plus compliqué, c'est de tenir des gens au travail alors que vous savez pertinemment que ce que vous faites ne sert plus à rien, les bateaux sont même sûrement, aujourd'hui, encore en train de pourrir sous un hangar de la ville. Quelle déception !!

Vous ne savez plus en quoi croire !! Toutes vos valeurs s'écroulent !! C'est une rage folle contre un système, des lois et des fonctionnements (et dysfonctionnements) !!

Je sais que je vais pouvoir rebondir. Ce qui m'attriste et me désole, c'est de voir ces personnes repartir dans leurs difficultés quotidiennes, tout en les sachant capables de s'en sortir avec un petit coup de pouce. Je me mets à leur place, et j'avoue que je peux comprendre leur manque de confiance en notre système.

Je vais jusqu'au bout du processus et assiste à la vente aux enchères de tout notre matériel : de la chaise de bureau, en passant par les vélos et les ballons, jusqu'aux scies usées de l'atelier. Je ne vous cache pas que mon cœur est lourd, les larmes coulent toutes seules. Un moment difficile, pendant lequel se mêlent les souvenirs et l'incompréhension, la joie des moments passés et la tristesse du présent. Assister à cela me permet de faire le deuil, et d'accepter plus facilement, la réalité.

Avec un peu de recul, je sais qu'une fois de plus, je me suis enrichi de rencontres, de compétences et d'expériences. J'espère simplement que chacun pourra prendre ce même recul…

Le chômage : entre brouillard et doutes, le chemin est tortueux.

Je me retrouve donc licencié économique et bénéficie alors de la C.R.P. (aide de l'Etat lorsque vous êtes dans cette situation). Je peux prétendre à percevoir mon salaire net pendant près d'un an et être accompagné individuellement par un conseiller Pôle Emploi.

Je suis mal dans ma peau, et je ne sais plus quoi faire. Je suis déçu par tellement de choses. Je n'ai plus le goût de croire en moi, en mes valeurs, en celles des autres. Je passe plusieurs mois à me concentrer sur les travaux de ma maison. Je tente d'oublier.

Mes rendez-vous avec Pôle Emploi sont plus qu'espacés. Au mois de novembre 2009, mon conseiller me demande où j'en suis dans mon projet de création d'entreprise. J'ai pour idée de me lancer dans le bâtiment, ayant pris beaucoup de plaisir dans les travaux de la maison ; je pense surtout que c'était pour fuir la possibilité d'une nouvelle déception dans « le social ».

Sentant que ce projet est flou et qu'il va me falloir un peu de temps, mon conseiller me propose une nouvelle prestation réservée aux personnes licenciées économiques :

---

1. C.R.P. : Convention de Reclassement Personnalisée.

un suivi individualisé hebdomadaire avec un consultant d'un cabinet privé.

Dès mon deuxième rendez-vous, Philippe, mon conseiller attitré, me demande si je serais, éventuellement, intéressé par un poste comme le sien. Je tombe des nues.

C'est donc quelque peu déconcerté, que je ressors de mon entretien. Je ne sais plus très bien où j'en suis ni quoi penser. Faut-il abandonner, ou en tout cas remettre à plus tard mon projet ? Suis-je finalement voué à travailler dans ce domaine ? Est-ce simplement une opportunité à saisir et ainsi compléter mes expériences professionnelles et mes compétences ? Si cela ne fonctionne pas pourrais-je encore bénéficier des avantages de ma CRP (accompagnement à la création d'entreprise et/ou formation) ?

Le soir même, c'est le grand débat à la maison : que faire ?

Le projet de création est loin d'être pertinent en période de crise, surtout avec un deuxième enfant à venir dans les 6 mois. Le poste que l'on me propose je ne le connais pas, il s'effectue auprès d'un public que je ne connais pas, mais c'est un métier auquel je peux m'adapter. Peut-être que ce poste est l'opportunité à ne pas louper pour renouer avec ce que j'aime faire, et ce pourquoi je suis fait ?? Je ne sais pas, je ne sais plus !!

Après une longue et riche discussion avec Séverine, ma femme, nous décidons de tenter le coup. C'est une entreprise privée qui fait partie d'un grand groupe national, le public accompagné est dans une difficulté différente de celles rencontrées jusqu'à présent, je ne peux donc qu'apprendre de nouvelles choses.

Le monde du travail :
Un univers qui nous bouscule, nous questionne et nous construit

Quand l'accompagné devient l'accompagnant.

Je commence donc au début de l'année 2010. Je suis rapidement formé par Philippe, mon ex-conseiller et nouveau collègue. Nous sommes en binôme le temps d'une semaine. Notre mission est d'accompagner des personnes qui viennent d'être licenciées économiques et de les amener à retrouver un emploi stable qui leur correspond. Toutes les pistes sont à envisager : la recherche d'emploi directe, la reconversion et la formation qualifiante, la création d'entreprise. La charge administrative est importante, étant donné que nous avons beaucoup de données à rentrer dans les différents logiciels et que notre commanditaire principal est Pôle Emploi.

Le cabinet pour lequel je travaille, existe depuis longtemps, mais c'est leur première mission dite « publique ». Des dizaines de sites se sont ouverts dans toute la France et près de 300 consultants sont recrutés à partir de septembre 2009. Nous sommes donc dans les débuts de la mission Pôle Emploi avec tout ce que cela comporte comme difficultés. Chaque consultant est un peu livré à lui-même avec des outils qui sont tout juste créés.

Je prends donc rapidement en charge le poste sur Cognac, avec le portefeuille de candidats actuels et les nouveaux. Une semaine plus tard, premier entretien collectif, je reçois dix personnes nouvellement licenciées économiques. Tout ça pour vous dire que je dois prendre mes marques rapidement.

Il est pour moi et pour les candidats, primordial que je réfléchisse à ma méthode de travail, à la présentation de mon accompagnement, et à mon attitude. Les rendez-vous sont hebdomadaires, et le suivi peut durer jusqu'à 12 mois. La première rencontre doit être réussie, et doit favoriser ainsi la suite des échanges.

Il n'est pas évident, vous avouerez, de vous retrouver en quelques semaines, de l'autre côté du bureau, et pourtant, cela m'a donné un avantage non négligeable.

Que peut attendre un candidat d'un sous-traitant de Pôle Emploi? Quelles questions peut-il se poser ? Quelles sont ses peurs, ses appréhensions, ses représentations ? Que vient-il de traverser ? De quoi a-t-il besoin ?

Ces questions je me les suis posées et je comprends donc mieux les interrogations de mes interlocuteurs. Les personnes se fondent sur leurs représentations et les « on dit ». Ils arrivent dans mon bureau en croyant avoir à faire à un conseiller du Pôle Emploi, avec tout ce que cela véhicule. Je dois donc rapidement faire tomber ces représentations et démontrer qui je suis.

Je choisis, lors du premier entretien (le plus important), de décrire le cabinet que je représente et la prestation. L'essentiel étant de les rassurer, j'essaie d'être le plus détendu et agréable possible, et de répondre à leurs interrogations. Mon intention est de donner l'image la plus en adéquation possible avec qui je suis, donc d'être moi-même, et d'utiliser l'humour et la franchise. Ce premier entretien doit être court afin de laisser le moins de place possible au débat. Ce qui pourrait être difficile à gérer avec des personnes que l'on ne connait pas et qui ont subi des traumatismes plus ou moins importants.

Je décide de jouer la carte de la sincérité et je me présente, un peu comme dans ce livre, mais en plus court, je vous rassure !!

Pendant les 18 mois que j'ai passé dans ce cabinet sur Cognac, j'ai toujours gardé cette méthode introductive, et je pense, avec le recul, qu'elle m'a permis de créer un climat de confiance, propice à l'échange, à l'implication et à la compréhension des objectifs à atteindre.

En effet, j'ai pu partager la vie des candidats : leurs ressentis, leurs difficultés, leurs freins, leurs rêves, leurs coups durs, leurs joies. Et en retour, je partageais la mienne de façon détournée, comme pour leur dire « vous n'êtes pas seul, croyez en vous ».

Je me suis investi à fond dans ce rôle, cette fonction pour moi si importante, et j'en ressors grandi et enrichi. Bien sûr j'aurais pu choisir de faire ce métier plus simplement, sans prendre le temps d'écouter, de comprendre, de partager. J'ai choisi d'être un accompagnateur et non un simple conseiller.

Apprendre à connaitre quelqu'un, c'est pouvoir le comprendre et ainsi adapter, réadapter, des objectifs qui lui seront propres.

« Traitez les gens comme s'ils étaient ce qu'ils devraient être, et vous les aiderez ainsi à devenir ce qu'ils peuvent être. »
Goethe.

Pour moi, l'accompagnement au retour à l'emploi ne peut se limiter à l'aspect professionnel d'une personne, à son parcours, ses diplômes, ses compétences, ses loisirs, sinon c'est l'accompagnement lui-même qui est limité.

La personne doit être prise en compte de façon holistique (globale). On ne peut découper, séparer, cloisonner, le côté professionnel et personnel. Je dois reconnaitre que le fait de pouvoir passer du temps avec les candidats est une vraie chance dans la qualité de mon travail. Ce n'est pas le cas partout, malheureusement. Il vaut mieux prendre le temps de poser les choses, de créer une vraie relation, pour ensuite travailler sur un projet professionnel, mais surtout sur un projet de vie.

Je partage donc la vie de plusieurs personnes, plus d'une centaine en 18 mois. Des personnes toutes aussi différentes les unes des autres, de par leur métier, mais aussi de par leur personnalité, de par leur histoire et leur projet : jeunes diplômés, ouvriers non qualifiés, vendeuses en prêt-à-porter, chefs d'équipe, secrétaires, directeurs de communication, webmasters, mécaniciens, chauffeurs poids lourd, artisans, techniciens en maintenance industrielle, responsables qualités... La liste est longue, mais nécessaire pour que vous puissiez comprendre que cette hétérogénéité m'a permis de découvrir de nouvelles histoires, de nouveaux métiers et, surtout de m'adapter à chacun d'entre eux.

Les rencontres sont vraies et sincères. L'objectif, en tous cas le mien, est de redonner confiance à la personne, et d'étudier chaque piste à fond afin de ne pas avoir de regret par la suite : trouver un projet réaliste et réalisable pour un retour à l'emploi durable, passe inévitablement par une bonne connaissance de la personne, de ses compétences mais aussi de sa personnalité.

La réussite d'un accompagnement ne se limite pas à la simple reprise d'un emploi. La réalité économique en est une autre, je vous l'accorde. Il m'arrive d'axer mon travail sur une recherche rapide d'emploi lorsque la situation financière de la personne est plus que délicate, mais lorsque cela est possible, je travaille sur un projet plus complet.

La relation de confiance, que j'ai pu établir avec les candidats, m'a souvent permis de détecter des problèmes plus profonds et de les orienter vers d'autres professionnels.

Parfois, le projet professionnel peut être plus facilement envisagé lorsque les difficultés personnelles sont résolues, voire simplement identifiées.

Je suis clair et reconnais mes limites. Je propose ainsi des solutions complémentaires qui favorisent l'accompagnement.

Je dois avouer que le travail en équipe me manque. Lorsque Maëlle, ma collègue, me rejoint sur Cognac, j'apprécie nos échanges professionnels et personnels. Nous pouvons ainsi prendre un peu de recul sur notre pratique et trouver d'autres solutions pour les candidats. Nous avons également des échanges avec nos collègues d'Angoulême (Audrey, Sandrine et bien sûr mon Philippe). Les quelques réunions d'équipe régionales sont des moments agréables, et l'occasion de rencontrer d'autres collègues qui vivent des difficultés similaires dans des régions différentes.

Après 18 mois, découpés en 3 mois d'intérim et deux CDD de 6 et 9 mois, j'arrive au terme de mes possibilités de renouvellement. Le cabinet sait qu'il ne peut conserver toutes les personnes en CDD et insiste bien sur le fait qu'une personne en CDI doit avoir une mobilité nationale. De ce fait, le choix est rapidement fait. Mon équilibre familial prime sur mon équilibre professionnel, et je sais que je ne supporterai pas de partir loin des miens.

Cette expérience m'a donné l'occasion de réinvestir et de développer mes compétences dans un cadre nouveau, avec une certaine liberté.

Une fois de plus, toutes les rencontres que j'ai pu faire m'ont amené à créer de nouvelles approches, à prendre en compte la réalité de chacun avant la mienne.

Ces 18 mois m'ont permis de reprendre confiance en moi, en mes valeurs. Je retrouve du sens à ce que je fais, à ce que je suis.

Je me retrouve donc à la case départ (chez Pôle Emploi), et touche les 20 000€, enfin pas autant quand même !! Je dois réactualiser mon Cv et rencontrer à nouveau mon conseiller Pôle Emploi.

Nous sommes en juillet 2011.

L'idée d'écrire un livre sur le licenciement économique me vient à l'esprit. Un livre dans lequel je parlerais de mes expériences, de ma vision des choses et donnerais une place aux histoires partagées.

Le licenciement, comme toute autre rupture, est un moment important dans la vie de chacun. Se préparer, être accompagné ne peut être que bénéfique pour comprendre, traverser une épreuve et continuer à avancer.

Des choix, toujours des choix...pas si faciles.

Après plusieurs mois de recherches infructueuses et des candidatures vaines, je passe un entretien dans une agence d'intérim, pour un poste de chargé de recrutement. Le poste semble intéressant.

Avant la réponse de l'employeur, Philippe (mon ancien collègue) me téléphone en me disant que le cabinet recrute à nouveau et, que si cela me tente je peux revenir dans l'aventure. Je lui réponds que je suis en attente d'une réponse, et que je le tiens au courant au plus vite. Je n'ai pas de choix à faire. L'agence d'intérim me donne une réponse négative quelques jours plus tard : je n'ai pas assez la « fibre commerciale ».

Je rappelle Philippe pour lui dire que je suis prêt car nous en avons discuté en famille.

Je dois repartir sur le même type de poste sur Poitiers (à 2h de mon domicile) et Saintes (à 45 min). Je suis prêt à faire ce sacrifice, en contrepartie de la prise en charge de mes frais de route. Très vite les choses se mettent en place, et je commence le 10 avril 2012 un CDD de 6 mois.

Finalement, je me retrouve à Poitiers et Châtellerault (à 2h30). Séverine et moi décidons donc qu'il serait plus simple et plus économique que je reste sur place la semaine. Nous décidons de tenter l'expérience, tout en sachant que cela va être

compliqué et douloureux pour tout le monde. Les filles ont bientôt sept et deux ans.
Je ne peux pas nier que le côté financier a fait pencher la balance. Je savais que ces six mois seraient l'occasion de mettre un peu d'argent de côté.

Je m'installe donc chez un ami (à Poitiers), la semaine, et rentre à la maison pour le weekend. Cet ami, après une séparation amoureuse, se retrouve seul chez lui, et m'accueille avec un certain soulagement. Thomas a donc partagé six mois de mon quotidien, comme j'ai partagé le sien. Naturellement, je suis à son écoute et commence à le « coacher » pour qu'il puisse avancer malgré cette période douloureuse.

Mes semaines oscillent donc, entre le travail de conseiller, le sport, et les soirées entre amis. Pour Séverine, C'est beaucoup plus difficile. Elle doit gérer son travail, la maison, les filles (une à l'école, l'autre chez la nounou), les courses ... Elle ne voit pas le jour, mais tient le coup, et ne me fait pas trop ressentir le poids de mon absence.

Je rencontre de nouveaux candidats avec de nouveaux (anciens !) métiers, de nouveaux projets, un nouvel environnement économique, d'autres partenaires. Je prends très vite ma place et crée rapidement un climat de confiance avec les personnes licenciées économiques. Je retrouve ce plaisir de la rencontre et de la création d'un échange propice au développement de la personne et de son projet.

Je modifie quelque peu la fin de ma présentation auprès des candidats. Je leur dis :

« Vous savez, je ne peux pas vous dire si je serai encore là dans quelques mois, alors je vais vous donner tout ce que je peux vous donner, ce sera à vous de décider. Sans vous je ne peux rien faire. Ce petit bout de chemin que nous allons faire ensemble peut-être riche, c'est à vous de décider».

Chacun comprend bien que la situation actuelle n'est stable pour personne, que nous soyons d'un côté ou de l'autre du bureau. Je me dois donc d'être transparent et sincère, rien ne sert de flouter la réalité, cela ne pourrait qu'engendrer des effets négatifs.

Plusieurs personnes sont surprises de cette approche directe et sincère. Ce n'est pas dans les codes habituels.

J'ai deux missions supplémentaires : l'animation de courte formation S.T.R.E.[1] avec des groupes de militaires qui souhaitent quitter l'armée, et l'accompagnement de quelques ex-salariés des Fonderies du Poitou, dans le cadre d'une cellule de reclassement.

1. S.T.R.E. : Stratégies et Techniques de Recherche d'Emploi.

Ces missions sont l'occasion de découvrir d'autres univers, celui de l'armée, et celui de l'industrie métallurgique de grande envergure. Ces personnes sont ou étaient, comme enfermées dans une bulle, dans un monde, « un peu à part », disent-elles. Leur vie entière tourne autour de leur métier, et cette étape, est l'occasion de s'ouvrir au monde extérieur, d'aller à sa découverte. Je dois donc au préalable travailler avec elles sur leurs représentations, leurs compétences, leurs qualités, leurs savoir-être, afin que ce chemin qu'ils débutent soit le moins chaotique possible.

Avec toutes ces missions et le manque de considération de notre travail, je sais que cela ne durera pas. La fin de mon contrat approche.

Je sens que ma place n'est plus ici, car les choses évoluent : un nombre croissant de candidats dans les portefeuilles, de moins en moins de conseillers, une charge administrative qui n'a de cesse d'augmenter. Autant la liberté de mouvements de mon premier contrat me permettait de faire un travail en accord avec moi-même, autant je sens que cet espace se réduit et qu'il me sera bientôt difficile de faire différemment de la méthode imposée.

Je sais, aujourd'hui, que je ne peux pas travailler dans un endroit sans avoir un minimum de liberté d'action et de pensée.

L'aventure a été belle et riche, difficile et contraignante. Je ne regrette rien. Elle m'a donné aussi la possibilité de comprendre que je suis partie prenante dans la réussite de ma mission première qu'est l'accompagnement. J'ai pu partager des moments semblables à ceux vécus sur Cognac, dans un environnement différent et avec des personnes différentes.

Les personnes, lors de notre séparation (pour un emploi, une formation, une fin de CSP, ou mes propres départs), ont pu me dire l'importance de notre rencontre et de nos échanges. Ce retour positif permet de prendre conscience de l'impact de mon travail. C'est la plus belle des reconnaissances.

Je sais maintenant ce que cela veut dire d'être loin des siens. Les dernières semaines sont particulièrement difficiles pour mes filles et ma femme. Les retrouvailles n'en sont que plus belles. Il n'est pas question de mettre en danger l'équilibre de ma vie toute entière.

Je décide donc de ne pas renouveler mon contrat et me retrouve, encore une fois, à la case départ. Je dois refaire mon Cv, le réactualiser, et rencontrer mon conseiller Pôle Emploi

Nous sommes le 11 octobre 2012 !

Comme une évidence !

Ce projet de devenir coach de vie a vu le jour pendant ce dernier contrat à Poitiers.

Je ne vous cache pas que le fait de « coacher » mon ami, a eu comme effet de me coacher moi-même. Je ne m'en suis pas rendu compte tout de suite, mais en écrivant ces lignes je ne peux que me rendre à l'évidence. J'étais tellement concentré sur lui et son bien-être, étant donné qu'il vivait difficilement sa séparation, que je ne me suis rendu compte de rien.

Reprendre l'écriture et créer mon propre emploi m'est apparu comme une évidence, comme la suite logique de mon aventure professionnelle.

Je pense avoir fait le tour de la question, et ne plus pouvoir trouver mon compte dans une structure classique. Je sais, on n'a jamais fait le tour de tout !!! Mais bon, il y a bien un moment où...il faut se lancer !! Faute de l'avoir souvent dit aux autres, je l'applique à moi-même.

Créer son propre emploi est une aventure qui passe par tout un tas de questions, de doutes, de peurs. J'ai donc sauté sur l'occasion quand un conseiller Pôle Emploi m'a proposé une prestation en lien avec la création d'entreprise. Après dix rendez-vous, les choses se sont bien éclaircies.

Cela fait neuf mois que j'ai commencé à écrire. Je sais que si le projet se met en place, ce métier ne sera qu'une activité complémentaire. Je dois me laisser le temps de construire mon activité sans prendre de risques, sans brusquer les choses. Je n'aurai pas de deuxième chance.

Je dois avouer que la chance est une fois de plus de mon côté car je viens d'obtenir un poste d'Assistant d'Education dans un Lycée Professionnel Agricole. Cela va me permettre de pouvoir développer mon activité : je vais avoir trois jours libres dans la semaine ainsi que les vacances scolaires car je travaille deux jours et trois nuits par semaine.

Pour la petite histoire, j'étais le deuxième candidat retenu en lice. Le premier ayant une autre proposition d'emploi, la place m'est donc attribuée : hasard ou destin ?

Je ne peux pas rêver mieux pour finaliser ce livre et débuter mon activité.

Cet environnement particulier va me permettre de me confronter à une nouvelle réalité, ma capacité d'adaptation sera une fois de plus mise à l'épreuve. Mon objectif va être de donner du sens à ma fonction d'Assistant d'Education.

Une nouvelle histoire commence…et quoi qu'il advienne, je resterai fidèle à mes valeurs.

Pour conclure…

Je sais que je ne suis plus ce jeune homme qui sort de la FAC et qui croit que la vie est facile et tranquille. Je sais qui je suis et pourquoi.

J'ai travaillé aux contacts d'enfants, d'adolescents, de jeunes adultes et d'adultes, confrontés à des difficultés diverses et singulières.

Cette diversité de public me permet de mieux appréhender, comprendre les différentes problématiques et de m'y adapter.

J'ai pu en quelque sorte m'ouvrir à toutes les possibilités qui se sont présentées. Je ne me suis pas enfermé dans un métier, dans une institution, et les évènements m'ont été favorables, dans ce sens.

Le domaine associatif m'a permis de rencontrer des personnes engagées, d'avoir une certaine liberté d'action et de m'épanouir personnellement. Ici, la difficulté principale est économique. Il ne s'agit pas de produire ni de vendre un produit, mais d'aider et d'accompagner des personnes. La pérennité de telles structures est donc liée de près au soutien et à l'engagement des politiques…

Le secteur public possède un cadre sécurisant mais sa limite réside dans un management souvent inexistant ou trop figé.

Dans le secteur privé, il y a un confort de moyens mais c'est le résultat, et non la personne, qui est au centre des préoccupations.

J'ai donc pu vivre les avantages et les limites de tous ces environnements, et ainsi faire évoluer mes aspirations professionnelles.

Aujourd'hui, je veux être libre dans mon travail, en tout cas voir s'il est possible de l'être, et tenter de faire ce pourquoi je suis fait au plus profond de moi.

Mon ouverture d'esprit, mes connaissances, mes compétences, mon objectivité, ma posture, mon respect de la différence sont autant de choses qui sont nées de toutes ces rencontres. J'ai pris le temps d'écouter, d'observer, de comprendre, de partager avec toutes ces personnes un peu de moi. Sans elles, je ne serais pas en train de vous écrire.

La majorité des emplois que j'ai eus, j'ai dû les vivre avec la frustration du résultat. J'ai compris que dans ces métiers liés à l'accompagnement, les bénéfices sont très souvent à long terme. Il faut donc croire en soi, donner et ne pas attendre en retour, c'est la clef pour ne pas perdre espoir et continuer à faire ce que l'on aime.

Un autre constat que je peux faire est qu'il faut toujours aller au bout d'un processus, de ses idées, de ses convictions, ce qui permet de les faire évoluer. J'ai également tenté de ne pas partir sans avoir fait ce qu'il me semblait nécessaire de faire, pour avoir le moins de remords possibles (les remords sont des regrets provoqués par la conscience, je vous laisse méditer là-dessus !!).

Toutes ces rencontres, tous ces obstacles, toutes ces prises de conscience, toutes ces déceptions, tous ces moments agréables, sont autant d'éléments qui m'ont fait grandir et mûrir, qui me donnent envie de continuer et d'aller encore plus loin.

Aujourd'hui, il m'est impossible de ne plus vivre ces aventures, car j'ai encore envie d'accompagner l'autre et d'avancer personnellement. Je ne peux pas me contenter d'un travail dans lequel je ne peux pas m'exprimer et écouter l'autre. Je ne suis pas fait pour travailler dans un métier dans lequel l'autre ne peut avoir une place plus importante que la mienne.

L'écriture est un exercice passionnant et difficile. Il permet de poser ses idées, ses réflexions, son vécu et surtout de prendre le recul nécessaire.

C'est un moyen pour aller à la rencontre des autres, de soi-même. Nous vivons tous des expériences et des rencontres, reste à savoir ce que nous en faisons.

Comme le dit très bien Marie-France Hirigoyen (Docteur en médecine, psychiatre et psychothérapeute familiale) :

« Dans la vie, il est des rencontres stimulantes qui nous incitent à donner le meilleur de nous-même, il est aussi des rencontres qui nous minent et qui peuvent finir par nous briser. »

En écrivant ce livre, j'ai compris avoir développé la faculté d'appréhender les évènements de façon constructive et positive. Je ne dis pas que je n'ai pas souffert ou que je ne souffrirais plus. Je dis seulement que les épreuves nous rendent plus fort à condition de les comprendre, de les accepter et de les mettre à profit.

« Accompagner l'autre » ne doit pas simplement être une envie.

Ce projet de dessiner mon propre métier est donc la suite logique de mon parcours.

Vous pouvez noter ici vos réactions, vos ressentis, vos questions, votre analyse à chaud de ce deuxième chapitre.

Troisième Chapitre

Coach de Vie, plus qu'un simple concept

Introduction.

Les deux premiers chapitres sont confortables car ils vous laissent dans une position passive. Vous découvrez une histoire, des personnages.

Je souhaite maintenant vous rendre actif en vous mettant au centre du processus, faire appel à votre réflexion, à vos représentations et même à votre imagination.

Dans ce dernier chapitre, je vais développer mon propos et mes objectifs en me basant sur la réalité de notre quotidien. Les thèmes que je vais aborder ne sont pas nouveaux, et nombreux sont ceux qui ont déjà écrit sur ces sujets de société.

L'idée est de vous faire partager l'évolution de ma réflexion. Comment, en partant de mon aspiration profonde, j'ai posé et organisé mon métier, pour ensuite le rattacher au concept de « coaching de vie ».

C'est une volonté de ma part que de partir de ma réalité, de ma subjectivité pour écrire ce livre et ainsi ne pas me laisser influencer par quelques courants que ce soient. Il m'est plus rassurant et encourageant de faire les parallèles une fois mes valeurs, mes idées posées et ordonnées.

Cela m'a permis d'éviter de construire mes idées à partir de celles des autres et de me sentir ainsi plus libre, plus singulier.

La conceptualisation de mon futur métier :

Mon Cadre de travail

Le cadre de travail est une chose essentielle et primordiale. Dans chacune de mes expériences professionnelles, je me suis confronté et adapté à des cadres de travail très différents : parfois très structurants et sécurisants, parfois l'inverse.

En tirant parti des points positifs de ces différents cadres, j'ai construit le mien. Il s'appuie sur des valeurs et des notions fortes de sens. Ce métier, plus qu'un autre, nécessite le respect d'un code éthique et moral sans lequel il est impossible de bien travailler.

Le secret professionnel fait donc partie du cadre. La relation de confiance est en partie induite par le respect de la déontologie, créant ainsi un espace sécurisé et sécurisant.

Je me dois de rester à côté de la personne et l'accompagner dans ses choix, ses réflexions. Et pour cela la première chose dont nous avons besoin c'est de **la confiance** l'un en l'autre, sans quoi nous ne pourrons avancer.

Cette relation de confiance est nécessaire dans beaucoup de relations, comme par exemple, la confiance en son médecin, son architecte, son avocat, son comptable, sa femme, ses amis, son mécanicien, et bien d'autres.

La confiance s'acquiert et ne peut simplement être demandée. Une des finalités de ce livre est donc bien sûr d'être une étape intermédiaire qui va faciliter la mise en place de cette relation de confiance.

La plupart du temps, dans ce type de profession, c'est le bouche à oreille qui fonctionne le mieux. Je souhaite simplement pouvoir accélérer le processus et donner une autre dimension à la présentation de mon métier.

Ce livre en est le témoignage.

L'alchimie est primordiale dans ce type de relation. Le premier entretien doit donc permettre à chacun des protagonistes de mesurer la possibilité d'un travail commun.

Pour qu'une telle relation perdure et soit efficace, nous avons besoin de **sincérité**. Aujourd'hui, nous pouvons compter sur les doigts de la main les personnes avec lesquelles nous sommes réellement sincères et desquelles nous serions prêts à recevoir leur sincérité.

Dans ce type d'accompagnement, la sincérité est facilitée car la notion de jugement n'existe pas.

Le **Non-Jugement** est une valeur fondamentale. Ne pas comparer l'autre à soi, ne pas le comparer à un autre, est essentiel car chaque individu est singulier et unique. Notre histoire, nos caractères, nos besoins, nos envies sont différents. Pourtant il n'est pas rare d'entendre :

« Je l'ai fait alors pourquoi pas toi, ce n'est pas si difficile », « tu ne fais pas d'effort, ton frère lui, a bien réussi », ou encore « c'est pourtant pas compliqué de dire non, elle est trop laxiste, ce serait moi ça se passerait pas comme ça »...

Là est bien le problème, nous ne sommes pas l'autre et inversement. Il est plus facile et plus rapide de juger que d'essayer de comprendre. Le jugement est la réduction d'une situation à sa propre subjectivité.

Pouvoir s'exprimer sans avoir le sentiment ou la peur d'être jugé est primordial si je veux aborder des sujets sensibles et personnels.

Autre valeur essentielle : **Le Respect**. Le coach doit se respecter lui-même, c'est-à-dire, savoir qui il est, se comprendre et s'accepter. Ainsi il pourra respecter l'autre et lui faire comprendre la nécessité de cette notion.

Se respecter c'est ne pas accepter des choses qui nous sont imposées et qui ne sont pas en phase avec nos convictions : savoir dire non et mettre des limites. Et c'est aussi accepter l'autre avec ses différences et sa propre réflexion.

Je pourrai acquérir ce respect seulement si je respecte la liberté et le libre arbitre de chacun.

L'Implication devient donc naturelle de la part des deux protagonistes. Cela paraît évident pour le professionnel car il est le démarreur, le facilitateur, qui va permettre à la personne de prendre confiance en elle, pour ensuite se mettre en route et trouver l'énergie nécessaire pour avancer. Mais sans l'implication de cette dernière, je ne pourrai rien faire de durable. Comme dans tout projet, l'implication est une des clefs de la réussite. Comme le dit Jacques André (psychanalyste et universitaire français), dans son livre *Eduquer à la motivation*, « toute réussite est suspendue à la motivation », donc à l'implication.

Dans toutes mes expériences professionnelles, je me suis confronté à cette notion, j'ai pu mesurer son importance. Si la personne n'est pas motivée et ne se sent pas impliquée, le travail ne sera évidemment pas productif. La motivation doit être entretenue, régulée.

Toutes ces notions et ces valeurs sont la base de mon cadre de travail, elles font partie intégrante de ma philosophie de vie et de travail. Elles permettent à chacun de se sentir à l'aise, en sécurité, à sa place, libre.

Je laisse aussi une liberté dans ce cadre, c'est de pouvoir se rencontrer dans différents lieux, en fonction des moments et des besoins : à mon lieu d'exercice, chez vous, dans un endroit public, etc.

La fréquence et le nombre de séances seront inévitablement variables en fonction des besoins et des capacités de la personne accompagnée, l'idée étant de dynamiser le travail en respectant une progression adaptée.

Une fois ce cadre posé et accepté, le dialogue, la communication, la confiance seront facilités.

Ma méthode

J'ai accompagné, formé, entrainé, encadré des personnes différentes de par leurs : milieux sociaux, âges, cultures, origines, formations professionnelles, parcours professionnels, vécus, besoins, sensibilités, difficultés, envies ...

Je suis toujours parti de la personne, de ce qu'elle est, de ce qu'elle vit, et jamais de la pression que pouvait engendrer mes postes ou mes missions. Il m'est donc inconcevable de mettre en place une méthode uniformisée, systématique, elle en deviendrait hermétique.

S'adapter à l'autre, l'écouter, le comprendre, apprendre à le connaitre, le respecter, ne pas le juger, partager avec lui, échanger, autant de verbes qui pourraient entrer dans la définition de ma méthode.

Je l'ai utilisée avec succès dans mes différents métiers. J'ai toujours pensé qu'une méthode pédagogique et/ou andragogique (en direction d'adultes) participative est un moyen efficace à la compréhension et à l'implication.

Ma méthode est donc un enchevêtrement, une imbrication de ce qui me constitue : mon histoire, ma personnalité (mes valeurs, ma sensibilité), mes expériences et ma formation professionnelle, mes capacités et mes compétences.

« Accompagner l'autre » étant lié à la découverte d'un univers inconnu, celui de la personne, je me dois de ne pas m'enfermer à l'intérieur de certitudes, de méthodes, ni de ce que je suis moi-même aujourd'hui.

C'est le cœur de mon travail que d'être à la croisée de ces trois mondes : celui de l'autre, le mien et le nôtre, pour ainsi laisser la place à l'objectivité pure.

Comme le dit Edgar Morin (sociologue et philosophe français) dans son livre *Introduction à la pensée complexe*, « l'objectivité ne peut être objective que si elle prend en compte la subjectivité de chacun ». Autrement dit, mon point de vue deviendra objectif seulement si je le fais évoluer avec celui des autres.

Edgar Morin insiste aussi sur l'idée que rien n'est définitif, que tout est en perpétuelle mutation aussi bien au niveau biologique, scientifique que sociologique.

Je me suis rendu compte que ma façon d'appréhender les choses se rapproche en partie de la pensée complexe et de l'analyse systémique :

La pensée complexe prend en compte la globalité de l'individu (personnalité, histoire, relations, environnements) et permet donc de faire émerger les différents systèmes dans lesquels se situe la personne, tout en prenant en compte les interactions qui les relient.

L'analyse systémique permet d'étudier la place, le rôle, les limites de chaque système.

« Le tout est plus que la somme des parties et les parties sont dans le tout. »
Aristote

« Ma méthode » ou plutôt ma démarche est construite sur le postulat de pouvoir choisir le chemin qui nous convient, dans lequel nous nous sentirons en sécurité.

Un petit aperçu pour résumer :

La lecture de ce livre peut être notre première rencontre, votre première séance de coaching !!

Notre premier échange sera assez court, entre 15 et 30 minutes, puisque je vous présenterai ma méthode de travail et son cadre. Je répondrai à vos interrogations mais nous ne rentrerons encore pas dans le vif du sujet. Cet entretien sera gratuit et nous permettra d'évaluer, chacun de notre point de vue, la possibilité d'un travail commun.

Lors du deuxième, je m'assurerai de la bonne compréhension du cadre de travail car l'adhésion à celui-ci est nécessaire et incontournable. Cet entretien sera la contractualisation de nos engagements mutuels.

C'est en écrivant ces mots que je comprends encore mieux le bénéfice qu'il peut y avoir si ce livre vous parle car nous aurons déjà fait un grand pas l'un vers l'autre.

Ensuite, nous définirons vos priorités, les organiserons. La mise en place d'objectifs Co-décidés et Co-réfléchis est une étape primordiale qui donne du sens, un but au travail entrepris.

Chaque accompagnement sera unique et les chemins et les outils utilisés différents.

L'évaluation et l'autoévaluation sont, elles aussi, essentielles. Elles permettent de mesurer la progression du travail, de s'assurer qu'un objectif est atteint, ou non. Ainsi, nous pourrons alors passer à l'étape suivante ou réajuster l'objectif non atteint en prenant ensemble le recul nécessaire.

Je rejoins ici Carl Rogers (psychologue, pédagogue, chercheur et écrivain américain) quand il dit :

« Les seules connaissances qui puissent influencer le comportement d'un individu sont celles qu'il découvre par lui-même et qu'il s'approprie. »

C'est en cela que mon métier induit la notion de dynamique. Il amène l'autre à être dans le faire, dans l'action.

Cette méthode implique que je pose mes propres limites, je ne suis pas « tout savant ». Vouloir accompagner quelqu'un c'est aussi être capable de passer le relais au bon moment, à la bonne personne. Nous nous formons au contact des autres : hétéro-formation, éco-formation (par les autres et par notre environnement).

J'applique cette méthode à moi-même par la supervision. C'est un outil incontournable dans ce métier. Elle me permet de prendre du recul en faisant une « analyse de pratique » avec une tierce personne. Je peux ainsi continuer à évoluer et à m'adapter.

Enfin, après avoir écrit ces lignes, je peux également faire un parallèle évident avec l'A.C.P. (Approche Centrée sur la Personne). Cette pratique a été créée et développée par Carl Rogers. Il débute sa carrière en utilisant la méthode analytique (décomposition d'un ensemble en ses éléments constitutifs afin d'étudier les liens et réaliser ainsi un schéma général) et fonde progressivement sa propre méthode. Sa pensée imprègne le courant de la psychologie humaniste.

Les différents axes de travail

Mon objectif général est d'amener l'autre à trouver des réponses, ou des débuts de réponse, sur des questionnements personnels, et ainsi trouver ou retrouver un équilibre le plus stable possible, entre les trois domaines suivants :

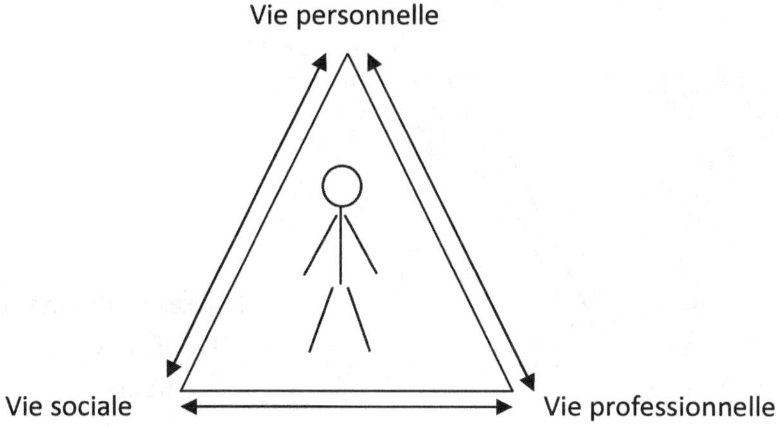

Ce schéma (inspiré de G. Pineau qui s'est lui-même inspiré de la trilogie de JJ. Rousseau) vous permet de visualiser les différents univers qui nous composent et les relations qui les lient.

L'équilibre parfait est donc difficile à atteindre, car le système est complexe[1].

1. Complexe car les interactions sont difficilement identifiables.

Chacun va venir avec sa propre histoire, sa personnalité. Pour répondre au mieux à chacun, j'ai identifié **quatre axes principaux**, que je vais vous décrire succinctement :

Le développement personnel :

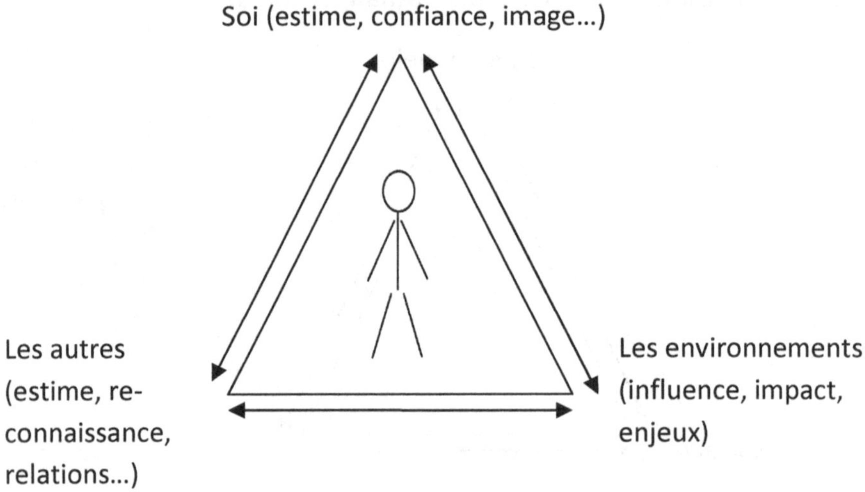

C'est l'axe principal, le fil conducteur mais ce n'est pas forcément le déclencheur. L'idée est de répondre, ici, à un besoin premier intime, qui vient de sa propre réflexion, de son propre ressenti donc de ses doutes et de ses envies.

Ce besoin peut être une envie d'avoir ou de retrouver : une certaine confiance en soi, une image de soi en phase avec nous-même, des relations authentiques avec les autres. Ou plus simplement, une envie de faire le point sur ce que nous vivons et tenter d'améliorer notre quotidien, de le rendre plus agréable.

Chaque pôle est important et a un impact sur les deux autres : la confiance en soi facilite la relation à l'autre et donne ainsi à l'environnement une atmosphère plus agréable. Tout comme les difficultés relationnelles peuvent entrainer une dévalorisation de soi et une appréhension de cet environnement conflictuel.

Je suis ici centré sur la personne et nous ferons des allers et retours avec les différents univers qu'elle côtoie, et les relations qu'elle y trouve.

Il est évident qu'un travail sur le développement personnel ne peut se résumer à de simples échanges dans un bureau. Il faut que le travail soit dynamique, et surtout que nous puissions faire émerger des solutions directes et indirectes.

Pour se développer personnellement nous avons besoin d'outils, d'exercices pratiques.

L'outil sport est un outil que je maitrise, et qui pour moi est une ressource importante dans ce type de travail. Les activités physiques et sportives sont une source de transférabilité des savoir-être, comme par exemple : le contrôle, la maitrise et le dépassement de soi ; la communication ; l'organisation spatiale et temporelle ; le respect de soi, de l'autre et des règles ; la confiance en soi ; la stratégie…

Ce n'est pas mon seul outil, et je suis prêt à utiliser des outils adaptés en fonction des besoins identifiés et des centres d'intérêt de la personne. Cette diversité d'outils sera renforcée et enrichie par un large réseau de professionnels (théâtre, stages en immersion, musique, associations caritatives ...).

C'est dans l'action que nous prenons conscience de nos compétences, de nos capacités.

Accompagner, c'est étudier les besoins, les envies, les capacités, les freins afin d'organiser au mieux un projet personnel afin qu'il corresponde à la réalité de la personne, la réalité qui l'entoure et qu'il soit réalisable.

L'équilibre personnel et intrinsèque permet d'appréhender plus facilement les autres espaces et relations de notre vie.

Le développement du couple :

La seconde approche part d'un besoin premier centré sur le couple.

Cela peut correspondre à une envie : améliorer le quotidien de son couple, comprendre une séparation, vouloir sauver une relation, comprendre le mal être de l'autre, se retrouver...

Malheureusement, certaines personnes prennent conscience d'un dysfonctionnement dans leur couple mais n'osent pas en parler : « je me fais des idées ; l'autre ne se remettra pas en question ; ça va passer, c'est juste un mauvais moment » ...

Le couple est une notion complexe : c'est la relation intime entre deux individus, chacun avec sa complexité propre. Être en couple met en jeu plusieurs besoins, qui sont présents, bien souvent à des degrés différents chez l'un et chez l'autre.

Partons de ce schéma simple qui représente la fusion des espaces de chacun et les interrelations qui se créent.

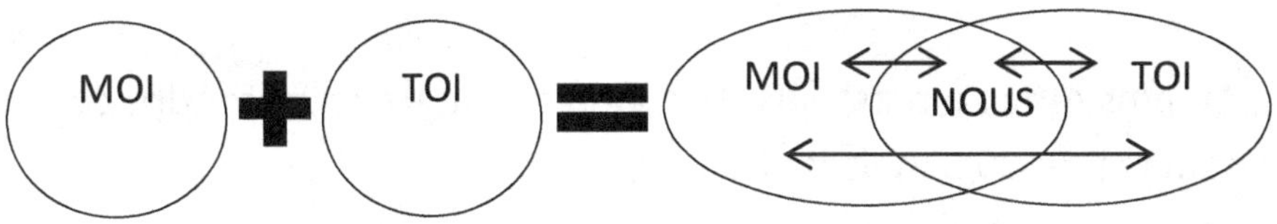

Chacune des deux personnes arrive avec sa propre histoire, ses propres envies, besoins et certitudes.

Chacun a besoin d'avoir un espace dans lequel il puisse faire des choses qui lui plaisent et lui correspondent, sans forcément être avec l'autre. Cet espace est à déterminer ensemble afin qu'il n'empiète pas sur l'espace de l'autre, ni sur le « Nous », espace dans lequel nous retrouvons le pourquoi de notre relation et son développement.

Le couple est plus que la somme de deux individus. Il est comme une troisième personne qui a une existence propre que les deux conjoints doivent nourrir et faire grandir, sans s'oublier individuellement.

Ici : 1+1=1 et 1+1=2

Donc : 1+1=3

C'est dans cet espace que s'exerce la responsabilité à part égale, une nouvelle donne par rapport à la notion ancienne de chef de famille. L'espace du couple est le lieu du dialogue, de la construction de l'accord.

Le système est donc, encore une fois, complexe. Frédérique Lerbet-Serini décrit très bien cette notion dans son livre : « La Relation Dual : Complexité, Autonomie et Développement ».

Le plus difficile n'est pas de connaitre ou de comprendre ce schéma ci-dessus, mais de l'appliquer.

Le couple nait de sentiments et va créer des relations. Les sentiments ne suffisent pas à faire vivre le couple. C'est la santé de nos relations et le soin que nous y apporterons qui prolongera la vie de celui-ci.

La communication est donc une base essentielle, et doit être pleinement établie et non pas sous-entendue. Elle doit être authentique, sincère. Parler ne suffit pas, il faut surtout se comprendre, et accepter que l'autre puisse ressentir les choses différemment. N'oublions pas que la femme et l'homme ont des besoins différents !

Se savoir écouté est un début, se savoir compris est une finalité.

Attention, cela ne veut pas dire qu'il faut tout accepter de l'autre, mais qu'il va falloir trouver un terrain d'entente et faire des compromis qui ne mettent pas en danger ce système fragile.

L'idée est donc ici de travailler avec la personne sur son ressenti et de mesurer l'impact qu'il peut avoir sur son quotidien, sur l'autre. Par la suite, il est évident qu'il faudra envisager de travailler aussi avec le conjoint. La présence d'une tierce personne permet souvent une meilleure communication.

Cette dernière approche amène un travail sur trois situations différentes :

La première est de comprendre, de relancer et de consolider son couple. Nous le savons tous mais je le dis quand même :

Souvent les couples se brisent car il est trop tard. « Tu passes ton temps au travail ! », « il n'y en a que pour les copains ! », « tu dis que tu m'aimes mais tu ne me le montres pas », « tu passes ton temps à me faire des reproches », « où sont passées les petites attentions du début ? ».

Bref, autant de ressentis, de non-dits, d'incompréhensions, que de couples. Il n'y a pas de recette miracle.

Mon rôle sera dans ce contexte, celui d'un médiateur qui, ayant une fois compris les besoins de chacun, fera en sorte d'établir ou de rétablir la communication. Un regard extérieur permet de sortir de l'affectif, des sentiments, et donc de prendre du recul. Pour être pleinement objectif sur une relation de couple, il faut connaitre et comprendre la subjectivité de chacun.

La reformulation permet de s'assurer de la bonne compréhension du message envoyé. La mise en situation validera l'appropriation de ce dernier.

Ce travail doit permettre de resituer les choses, d'avancer progressivement en mettant en place des objectifs intermédiaires réalisables et ainsi entrevoir des solutions. Nous ne pouvons pas changer les gens, mais nous pouvons les amener à évoluer ensemble, dans l'action.

La seconde se situe pendant la phase de rupture. Il s'agit dans ce cas d'une envie de comprendre ce qui se passe ou de vivre moins difficilement cette situation toujours délicate. Le travail peut ici se faire en individuel ou en couple.

Nous entendons souvent : « nous sommes des adultes responsables nous sommes capables de faire ça bien ! », et combien ont réussi ? Le jeu en vaut-il la chandelle ?

L'objectif est, ici, de pouvoir prendre des décisions en toute connaissance des causes et des effets.

Souvent les sentiments, ou plutôt les ressentiments, vont aveugler notre réflexion et nous entrainer dans des comportements contraires à nos valeurs, à ce que nous sommes au fond de nous.

C'est dans ces moments que nous avons besoin de l'autre, de ne pas rester seul face à notre subjectivité, et de continuer à avancer malgré tout avec la volonté de sortir la tête de l'eau.

La troisième situation se situe dans un travail post séparation : amener la personne à reprendre confiance en elle, lui permettre de repartir sur un ou des projets et commencer ainsi à se reconstruire, en lui évitant de retomber dans le même scénario. Prendre en compte les faits, accepter la réalité et comprendre sa propre part de responsabilité, c'est vouloir évoluer.

Un accompagnement ponctuel lors d'un changement de situation peut parfois permettre de déclencher une simple prise de conscience et une mise en action : retrouver rapidement une autonomie et une certaine confiance en soi. Nous pourrons ainsi plus facilement nous construire de nouvelles relations, de nouveaux projets.

Le développement familial :

Les besoins premiers peuvent être multiples, sur cet axe de travail : un besoin de complémentarité ou d'équilibre dans la répartition des rôles éducatifs ; un sentiment de jalousie ; une sensation que le couple n'existe plus ; une envie de sortir

d'une relation conflictuelle ; une envie de se préparer à être parent…
Fonder un foyer est un objectif principal dans la vie de nombreuses personnes, mais ce n'est pas si simple de le mesurer, de le préserver et de l'enrichir.

Comme dans le développement du couple, je veux ici mettre en avant l'importance de la prise de conscience des différents espaces qui doivent exister :

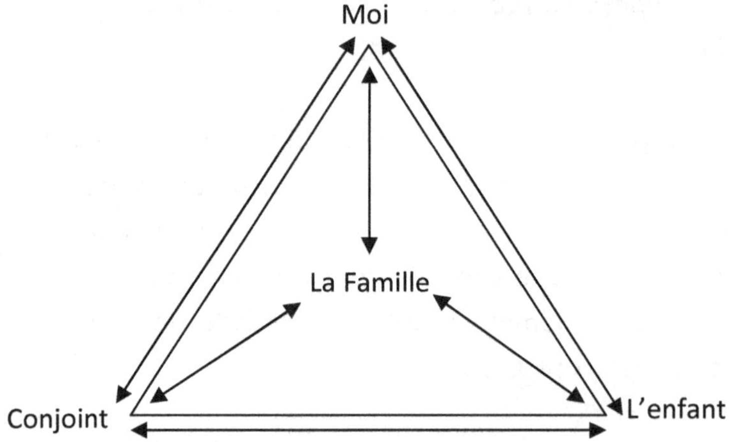

L'équilibre familial est le respect de tous ces espaces, ceux du couple (moi, toi et nous) auxquels on ajoute :

- Celui de la famille : moments de partage, d'échange tous ensemble.
- Celui de l'enfant, dans lequel il est seul ou avec d'autres mais sans les parents.

- Celui de l'enfant avec la mère.
- Celui de l'enfant avec le père.

Ici encore, le plus difficile n'est pas de comprendre mais de le mettre en œuvre. Dans une vie de plus en plus en prise au temps, notre vigilance est donc de mise. La communication du couple s'étend maintenant à la famille, et devra prendre en compte les ressentis et les besoins de l'enfant. De nouveaux compromis devront être trouvés car les espaces précédents se sont réduits mais doivent subsister. Chacun devra trouver sa nouvelle place et accepter celle de l'autre.

Le travail d'accompagnement peut varier en fonction des situations et des besoins. L'objectif principal étant de se rapprocher d'un équilibre familial, en donnant à chacun la possibilité de prendre part, de s'investir et de donner.

A l'âge de 30-40 ans, nous voyons des familles éclater. Les raisons peuvent être multiples mais se rejoignent.

Les adultes arrivent à un âge charnière, âge de la remise en question de sa propre vie, de ses propres choix, de son métier, etc. Le couple, s'il n'est pas entretenu, s'essouffle. Les enfants sont à un âge qui demande beaucoup d'attention et de temps. Entretenir le couple, c'est prendre en compte la complexité de la famille (et vice-versa).

Sur cet axe, j'aimerai pouvoir interagir avec l'ensemble des membres de la famille et accompagner à la mise en place d'outils communs pour faciliter le travail, en relation avec d'autres professionnels si besoin.

La famille est une chose très importante, voire essentielle pour la majorité d'entre nous. Nous devons donc être attentif et comprendre les enjeux d'une telle aventure humaine. Il n'existe pas de formation pour être de bons parents. Il n'y a pas de recette miracle, mais il existe des notions de base et des solutions qu'il suffit parfois de faire émerger en échangeant assez simplement.

Je souhaite ici pouvoir accompagner aussi bien les enfants, les adolescents, les jeunes adultes en les amenant à s'exprimer dans l'action, le jeu, mais toujours dans une relation de confiance.

Le travail avec les parents se fera dans un autre temps, avant de mettre en place des situations communes.

Le développement professionnel :

Cette approche part d'un questionnement simple : quelles sont mes compétences ? Sont-elles transférables à un autre poste ou un autre domaine ? Suis-je à ma place ? Quelle est-elle ? Comment améliorer l'ambiance de travail ? Comment dire les choses sans me mettre en danger ? Changer de métier, en suis-je capable ? Pourquoi avoir envie de démissionner ?

N'y a-t-il pas d'autres solutions ? Ne suis-je pas fait(e) pour autre chose ? Je manque de motivation ? Un licenciement et après ?
Autant d'interrogations que de personnes.

L'environnement professionnel fait partie intégrante de notre vie car nous y passons beaucoup de temps. Il est donc important de s'y sentir bien, et de trouver du plaisir dans notre travail.

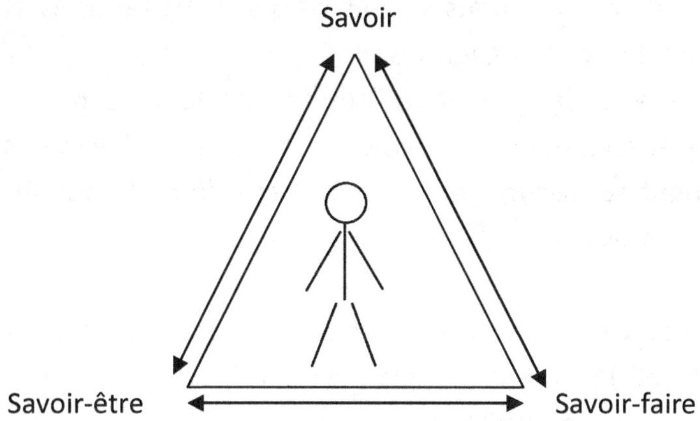

Encore une fois ce triangle permet de poser les choses et de comprendre les interactions, cette fois-ci dans le domaine professionnel : le savoir regroupant nos connaissances ; le savoir-être notre comportement face aux autres et nos relations ; et le savoir-faire nos compétences techniques.

Un état des lieux est nécessaire. La construction d'outils comme le Curriculum Vitae, les lettres de motivation, et la préparation à des entretiens permet de prendre confiance en soi et de s'accepter à sa juste valeur. Ces outils ont une utilité beaucoup plus profonde que le simple fait de pouvoir répondre à une offre d'emploi.

Sur cet axe, j'aime étudier chaque piste, après les avoir classifiées, et ainsi prendre la pleine mesure des enjeux et des contraintes de chacune. Le choix ne peut être possible que si nous avons un maximum de cartes en main. Changer de métier, de poste, d'environnement, est un acte qui doit être pleinement réfléchi, car nous savons ce que nous perdons et rarement ce que y nous gagnons.

Il peut être également intéressant de faire le point afin d'envisager comment faire évoluer son travail, ses missions ou, simplement se rassurer et connaitre les différents possibilités qui peuvent exister.

Je me servirai bien sûr de mon propre vécu mais également des outils et des méthodes que j'ai pu utiliser lors de mon dernier emploi de consultant en ressources humaines, ou plus exactement de conseiller en insertion professionnelle. J'ai accompagné de nombreuses personnes aux métiers variés, dans des directions multiples : reprise d'emploi, formation complémentaire, changement de métier, création d'entreprise (avec l'aide des partenaires).
Je possède également un réseau de professionnels qui me permet de répondre de manière ciblée aux besoins identifiés.

Pour moi, l'accompagnement en développement professionnel peut également être un simple moment d'échange sur une pratique et sur les difficultés rencontrées. Un lieu neutre dans lequel chacun pourra s'exprimer sans être jugé par ses collègues, son supérieur, son conjoint. Cet espace permettra, peut-être, de trouver des solutions afin d'améliorer les conditions de travail et/ou de prendre du recul sur sa pratique.

Les échanges et analyses de pratiques existent dans certaines structures, et leurs bienfaits sont réels à condition de respecter certaines conditions.

Mes limites et l'importance des acteurs « partenaires » de mon réseau

Comme dans tout métier, je dois poser mes propres limites. Je ne peux tout savoir, tout comprendre, répondre à toutes les interrogations. Je ne me prétends pas être autre chose que ce que je suis.

« On ne s'égare point parce que l'on ne sait pas,
mais parce que l'on croit savoir. »
Jean-Jacques Rousseau

Lorsqu'une limite est atteinte, j'oriente la personne accompagnée vers un professionnel spécialisé dans le domaine identifié. Ceci en veillant à présenter l'approche et la personnalité du professionnel, donnant ainsi des informations qui permettront à la personne de se sentir plus en confiance.

C'est pour cela que nous devons mutualiser nos savoirs, nos compétences, nos ressentis, afin d'amener la personne à atteindre ses objectifs. Il est très rare de pouvoir, seul, accompagner quelqu'un, cela est même dangereux. Nous avons besoin de l'autre pour confronter nos idées, nos réflexions. J'ai toujours apprécié et mesurer la nécessité de travailler en équipe.

Le travail en réseau avec des professionnels de la santé ou tout professionnel en lien avec des personnes dans un cadre privilégié, est donc primordial. Chacun peut amener l'intéressé à effectuer une démarche constructive dans sa globalité.

Il suffit simplement de lui soumettre l'idée :

- Je vais chez l'ostéopathe et il remarque que je digère mal, ou que je manque de masse musculaire et donc je suis plus fragilisé : il peut alors me conseiller d'aller voir un nutritionniste et/ou un coach sportif.
- L'enseignante ou l'enseignant détecte des difficultés chez un élève : elle peut conseiller un pédopsychiatre, une psychologue scolaire, ou une assistante sociale.
- Un besoin sur la recherche d'identité et les racines, le psychologue peut vous mettre en relation avec une personne spécialiste de la généalogie.

L'idée est de mutualiser les données, et de faire circuler l'information, de coordonner. Si chacun, dans sa profession, détecte un besoin extérieur ou reconnait une limite, il peut alors passer facilement le relais et échanger avec l'autre praticien.

La personne pourra alors se voir évoluer et mieux comprendre que tout est lié (le corps, le psychologique, le travail, les enfants, la santé...), et sera assurée de ne pas être enfermée dans une seule pratique ou méthode.

La personne pourra alors faire des allers retours si nécessaire ! Mais elle aura le choix !

Cette idée permet aussi de redonner du sens à chaque profession et à un réseau de fonctionner, donnant le petit plus, qui fait tant défaut aujourd'hui : se sentir exister et pris en compte.

Le réseau peut donc être large, l'important est qu'il soit fiable, et que les partenaires soient conscients de l'enjeu, adhèrent à une approche globale de la personne, et reconnaissent leur limites.

Peut-être est-ce une utopie ? La société d'aujourd'hui a une forte tendance à nous isoler les uns des autres, à nous rendre méfiant de l'autre plutôt que de lui tendre la main. Je reste très optimiste malgré tout.

J'ai, dans mon réseau, des professionnels qui sont déjà intéressés par un travail de collaboration (ostéopathe, kinésiologue, psychologue, sage-femme) et je souhaite élargir ce réseau. C'est également un des objectifs de ce livre.

Pourquoi choisir le terme : « Coach» ?

Origines, différences et complémentarités :

Après avoir posé concrètement mon aspiration professionnelle, j'ai tenté de lui trouver un nom.

C'est alors que je me suis intéressé au métier de « Coach » et à une pratique « le Coaching de Vie ».

Je dois avouer que ce terme ne me plaisait pas beaucoup mais je trouvais qu'« Accompagnateur de vie » sonnait un peu « fin de vie » !!! Après avoir fait quelques recherches, j'ai compris que je pouvais m'y rattacher tout en gardant ma singularité.

Un terme anglo-saxon ?

Etymologiquement (racine phonétique, origine lexicale) le terme « coach » est arrivé en France dans les années 1980, alors qu'il était déjà utilisé en Amérique du Nord depuis les années 50.

Contre toute attente, il vient du terme français « coche », lui-même issu du mot hongrois « Kocsi » qui signifie « voiture transportant des voyageurs » (une diligence).

Le cocher est celui qui conduit une personne, un passager, à la destination de son choix pour une raison qui lui appartient.

Le coaching trouve, dans son étymologie, une de ses définitions : il est une réponse à un besoin d'accompagnement vers l'autonomie, l'auto-apprentissage. Dans ce sens où le coach mène les personnes vers la réalisation concrète de leurs projets.

Coaching et Philosophie

La notion de coaching, elle, remonte au Vème siècle avant J-C. elle vient de « la maïeutique[1] » définie par Socrate (philosophe grec). Il affirme que « l'âme de chaque personne est enceinte et qu'elle désire accoucher » et que ses disciples « n'ont jamais rien appris de (lui) et qu'ils ont eux-mêmes trouvé en eux et enfanté beaucoup de belles choses. Mais s'ils en ont accouché, c'est grâce à Dieu et à (lui) ».

Le rapprochement avec le terme « coaching » est souligné par le processus de communication et d'écoute qui révèle le coaché à lui-même.

La philosophie, mot inventé par Pythagore (mathématicien et philosophe grec), signifie amour de la sagesse. Elle est née de la volonté de Socrate d'amener les citoyens à une réflexion morale sur ce qu'ils vivent. Il invite tout un chacun à se connaitre soi-même.

Ce n'est pas un enseignement d'une vérité établie et à transmettre, mais d'un dialogue qui renvoie chacun à sa vérité et à son non-savoir.

« La philosophie a permis de libérer l'homme de la foi aveugle, du fanatisme et de l'étroitesse. Bien qu'elle ne donne pas la réponse à tous les mystères, elle purifie l'homme en élargissant ses horizons. Elle l'ennoblit en le rendant moins sujet aux passions et aux réactions immédiates. Elle lui enseigne la liberté et le chemin du juste milieu.

La philosophie enseigne à l'homme à investir dans le moyen et le long terme, et pas seulement à réagir et à s'occuper de l'immédiat. Elle conduit à se délivrer de la fatalité, en découvrant le pouvoir de sa propre volonté, comme source libératrice de ses autolimitations et de ses préjugés.

C'est un chemin entre les choses. Elle apprend à marcher entre le blanc et le noir, entre lumières et ténèbres, car elle ne cesse jamais de percevoir le mystère qui la guide, qui l'encourage et qu'elle apprend à ne plus craindre. Elle permet à l'homme de décider par lui-même, d'ouvrir de nouveaux horizons, de créer et d'innover[1] ».

C'est en cela que je me rapproche donc de la « philosophie de vie ».

---

1. Tiré d'un article sur le site de la Nouvelle Acropole Marseille

Coaching et Psychologie

Je vais maintenant rentrer succinctement dans le débat qui oppose aujourd'hui le coaching à la psychologie.

Je vais donc débuter par un peu d'histoire et tenter de positionner les choses. Ceci m'évitera de rentrer dans des digressions par la suite.

Étymologiquement, la psychologie est la science de l'âme. Elle nait au VI$_{e}$ et se développe pleinement au XIX$_{e}$. Son objet est l'étude du comportement humain sous tous ses aspects psychiques, normaux ou pathologiques.

A l'origine, c'était une discipline créée par les philosophes, et son champ de recherche existe depuis l'Antiquité : « comprendre l'humain ».

Il n'y a guère qu'une centaine d'années que nous avons entrevu la possibilité d'une psychologie scientifique, consistant à étudier par l'observation et par l'expérience les réactions des Hommes (ou animaux) aux diverses conditions du milieu qui les entourent.

L'histoire nous montre donc que ces deux notions possèdent des origines pas si éloignées que cela.

Le coaching de vie apparait aujourd'hui comme nouveau alors qu'il existe déjà depuis longtemps mais sous d'autres formes. Ce métier est mal connu, pas très clairement défini contrairement aux autres sciences. Les représentations et les freins sont donc nombreux et finalement totalement compréhensibles.

Le piège du métier de coach étant bien évidemment de tomber dans un excès d'ego démesuré en raison de l'influence que nous avons sur les autres. Supporter de voir transformer la vie des gens n'est pas à la portée de ceux qui ont tendance à tout ramener à leur simple personne.
Tout comme cela peut-être le cas dans des métiers très bien identifiés…

La frontière étant assez ténue (très mince), chacune des deux parties tire la couverture vers soi, chacun défendant sa « chapelle » !

De plus, le coaching est parfois annoncé comme une forme de psychothérapie, ce qui entraine nécessairement une confusion.

Pour moi, un coach n'est pas là pour remplacer le psychologue ou toute aide passant par le soin et la médication.

En psychologie la relation est unilatérale. C'est-à-dire que c'est « le patient » qui se livre à son psychologue, alors que ce dernier ne doit pas laisser ses propres difficultés transparaitre. Ceci dans le but de minimiser les risques d'apparition de transferts et d'éléments perturbateurs.

Cette relation particulière (de soin) permet aux résultats d'être efficaces et durables. J'en suis personnellement convaincu, pour avoir pratiqué et travaillé à leurs côtés.

Il y a donc une importante différence entre les deux, puisque je suis dans le total processus inverse en donnant le premier ce que je suis. Notre travail ne part donc pas dans la même direction mais ce n'est pas pour cela que le psychologue et le coach ne seront pas amenés à collaborer (je l'espère sincèrement).

Le psychologue traite avant tout des pathologies et tente d'expliquer les causes souvent responsables des comportements.

Le psychologue, le psychothérapeute, le psychanalyste, avec chacun leur méthode, cherchent à résoudre les blessures du passé et les traumatismes.

Ils aident leur patient à comprendre les causes de leurs difficultés et à répondre à la question : pourquoi ?

Comme « Le coach de vie », je travaille sur le présent et le futur et cherche plutôt à répondre à la question du « comment ? ».

Pour cela, je pense qu'il est important que je sois sincère et conscient de ce que je suis ; d'avoir fait une sorte de bilan de compétences afin de savoir si je suis en capacité de tenir ce rôle (c'est en cela que le deuxième chapitre ressemble à un Curriculum Vitae détaillé).

Dans ce type de professions, liées à l'accompagnement, nous sommes confrontés à l'autre et cela nous renvoie à notre propre histoire. Il me semble donc difficile de faire ce métier si nous n'avons pas des expériences professionnelles variées et riches et si nous n'avons pas réglé la majeure partie de nos propres problèmes personnels, assurant ainsi une relation saine.

Le coaching de vie peut donc être complémentaire d'un suivi psychologique.

Le coach va dynamiser un travail de recherche, et permettre à l'autre de trouver d'autres clefs d'une manière différente, plus « directe », ou plutôt dans un sentiment de proximité et de compréhension du fait du partage sincère. Ces clefs pourront ouvrir différentes portes, et le choix restera de votre responsabilité.

Le coaching en développement personnel est donc pour moi une solution innovante pour des personnes qui ne ressentent pas le besoin, la nécessité de faire appel à un psychologue, ou qui ont une appréhension de ce qu'il « représente ». Leur image n'est pas toujours très positive car c'est en général lorsque nous allons très mal que nous envisageons d'abord l'idée. Ce type de raisonnement tente de s'amoindrir.

Cette image n'est pas forcément due au fait qu'il y ait de mauvais professionnels. Je pense que cela vient du fait qu'il est assez difficile de trouver, du premier coup, un psychologue (ou autre pratique de ce type) qui nous convienne, de par sa méthode et sa personnalité. « Le feeling » pèsera dans la balance.

L'approche diffère donc encore une fois. Elle est plus centrée sur l'échange et moins sur le savoir scientifique et peut diminuer certaines appréhensions. Tout comme, à l'inverse, le savoir du psychologue, du scientifique peut rassurer.

Un de mes objectifs est donc de permettre une conscientisation de vos propres difficultés, de les hiérarchiser et ainsi de provoquer la prise de conscience du besoin d'un éventuel suivi psychologique. Ainsi, j'essaie de proposer un métier relais, qui peut également orienter dans d'autres directions : la personne décidera de la direction à prendre. Il se peut que quelques séances de coaching vous suffisent. Tous nos problèmes ne sont pas liés à notre enfance. Je peux juste avoir envie d'améliorer un peu mon quotidien et mes relations avec les autres.

L'idée est donc de permettre au client (et non au patient) de trouver et de mettre en œuvre ses propres solutions. Il va permettre une émergence de prises de conscience, faire évoluer sa façon de voir les choses et de les appréhender.

La personne et moi-même sommes acteurs et parties prenantes.

Une fois la personne en confiance dans un cadre bien défini, le questionnement arrivera fréquemment sur des relations et des évènements passés. C'est alors que le coach doit être capable de poser sa propre limite et renvoyer la personne vers un professionnel plus compétent sur ce point précis.

La véritable question n'est pas de savoir qui a tort ou raison mais d'identifier la stratégie, la méthode qui sera la plus adaptée en fonction des besoins et des freins de la personne elle-même.

La personne doit être au centre du questionnement du professionnel, c'est ainsi que pour moi, il sera capable de passer le relais quand une limite ou une difficulté sera identifiée.

Le risque est que chacun reste sur ses positions et se ralentisse lui-même au lieu de s'ouvrir à l'autre et de s'enrichir de leurs différences et donc de leurs complémentarités. (Je pourrai ici prendre de multiples exemples en politique, économie, sciences relations sociales et humaines).

Le coach de vie est donc pour moi, une personne proche de nous, de par son histoire, et qui, du fait de sa capacité à prendre du recul, nous amène à nous regarder sous un angle différent.

Je suis tout à fait conscient que ma méthode favorise le transfert étant donné que je me livre en « entier ». Il est évident que je devrais m'assurer que la personne comprenne bien que les clefs que j'ai pu trouver ne sont que les miennes, qu'elle devra trouver les siennes. Le transfert doit être provisoire et verbalisé, s'il existe.

Un coach, c'est tout sauf quelqu'un qui sait mieux que vous. Dans ce type de métier, la supervision est plus que nécessaire. Elle permet de sortir de la pratique et évite donc de s'y enfermer.

Le manque de reconnaissance et l'image négative du coaching pose donc le souci de la légitimité et de la conscience professionnelle ; une des raisons qui m'ont poussées à écrire une partie de ce livre.

Je vais maintenant tenter de vous décrire comment notre quotidien a évolué et en quoi ce métier peut avoir une raison d'être.

Contexte social de l'émergence du coaching :

Au XXème siècle, le terme de « coach » est utilisé dans les domaines théâtral et cinématographique pour définir l'accompagnateur d'artiste.

Ensuite, il sera employé dans le domaine sportif pour désigner la personne qui accompagne les athlètes, les équipes à améliorer leurs performances. Un coach sportif va amener la personne à dépasser ses propres limites en allant puiser dans ses ressources. Pour cela, il va mettre l'athlète dans des situations concrètes tout en travaillant sur sa confiance en lui.

Le parallèle avec le coach de vie existe, bien qu'ici le coach soit plus considéré comme un entraineur, un guide.

Dans les deux cas, le coach permet à la personne de trouver sa place, d'améliorer ses compétences, ses capacités, tout en s'appuyant sur les qualités et les ressources du coaché. L'entraîneur s'appuie également sur un staff technique large afin de prendre en compte la globalité de l'athlète.

En 1980, le coaching intègre le monde de l'entreprise et s'intéresse aux difficultés des dirigeant et cadres.

C'est en 1990 qu'il se déploie et intègre la sphère privée : « Life Coaching » ou « Coaching de Vie ».

Consommation de communication

Aujourd'hui, la société de consommation a un impact direct sur notre communication avec les autres.

Les outils se développent à vitesse grand V, à tel point que : notre téléphone, notre tablette, notre ordinateur sont obsolètes à peine six mois après leur commercialisation ; Facebook est entré en bourse et Tweeter est utilisé en direct à la télé.

L'intention est de nous rendre accro à ces outils en les développant sans cesse, en les rendant toujours plus attractifs, aussi bien dans notre vie professionnelle que personnelle. Le but est donc de nous faire communiquer de cette façon-là pour que nous consommions toujours plus.

Au travail, les modes et les méthodes de communication se sont transformés dans le but d'accélérer la circulation de l'information et ainsi augmenter la production. Comme j'ai pu le vivre lors de ma dernière expérience professionnelle, les relations humaines sont réduites à l'échange de mails. Les personnes travaillent ensemble mais ne se connaissent pas. Ces outils ont un intérêt évident mais parfois au détriment de l'ambiance de travail, des relations entre les salariés, de la valorisation de leurs compétences (techniques et relationnelles).

Le mail ne peut remplacer l'échange verbal. Il laisse la place à l'interprétation, au quiproquo et est donc source de conflit. Je ne dis pas qu'il faut renoncer à cette forme de communication, mais nous devons garder à l'esprit que cette simplification de notre communication peut rapidement avoir des effets négatifs sur notre rapport à l'autre.

Ces outils de communication peuvent aussi nous enlever notre liberté. Il n'est pas rare qu'un collègue ou un supérieur vous envoie un mail ou un SMS alors que vous n'êtes plus sur votre temps de travail. La frontière entre vie professionnelle et personnelle devient alors plus qu'étroite. Ce besoin que nous avons de mettre de la distance entre ces deux univers devient difficile à préserver.

La consommation de la communication est aussi flagrante dans notre vie personnelle, d'autant plus chez les jeunes.

La société l'a bien compris, les jeunes sont une cible toute trouvée. Ils sont influençables. Le besoin de posséder apparait dès le plus jeune âge et la frustration est une émotion qui fait grandir. Devant la pression de la société, nombreux sont les parents qui cèdent et participent ainsi à cette surconsommation négative. La boucle est en train de se boucler puisque ces enfants, ces jeunes, deviendront à leur tour des parents reproduisant simplement le schéma qu'ils connaissent.

Dans notre quotidien, nous utilisons ces moyens de communication pour consommer plus facilement, plus rapidement. Lors de nos ballades sur le net, nous donnons plus d'informations sur nos goûts, nos envies, nos besoins que nous en donnons à nos proches.

Nous faisons cela au détriment de relations et d'échanges que nous procurent des moments comme :

Allez faire les boutiques avec sa mère, ses copines et passer du temps à essayer des vêtements ; discuter avec une hôtesse d'agence de voyage pour qu'elle nous explique et nous donne son avis ; parler avec le boucher ; essayer un appareil avant de l'acheter pour vérifier qu'il est adapté à nos besoins...

D'un autre côté, il est évident qu'aujourd'hui la communication avec nos proches est devenue très pratique, très simple. Ces nouveaux outils permettent de garder un lien avec des personnes très éloignées géographiquement et sont également une opportunité pour apprendre, partager, découvrir.

Internet offre aussi un espace de parole et de discussion qui peut permettre à certaines personnes de sortir de leur isolement. Serge Tisseron (psychiatre et psychanalyste) l'évoque et met en avant les avantages des forums de discussion autour du partage des ressentis suite à des catastrophes : « La mémoire de chacun au service de la résilience de tous ».

Il nous appartient donc d'utiliser ce puissant outil de façon raisonnée et raisonnable.

Ces exemples montrent que nous ne prenons plus le temps de vivre notre communication, de lui donner un sens humain : en vacances, ou pour une occasion particulière nous ne prenons plus le temps d'écrire une carte : un post sur Facebook ou un petit MMS fait l'affaire ; la fréquence des communications téléphoniques est réduite par les SMS...

Petit sondage en passant : combien de personnes sont en permanence connectées à internet et à des réseaux sociaux et n'hésitent pas à « poster » sur un « mur » alors qu'ils sont avec des amis, en famille, au restaurant ou à la plage, voire même en communication téléphonique????

Je veux simplement dire que nous prenons moins de temps pour l'autre, et par la même occasion pour nous, sous prétexte de communiquer plus!!!

Recevoir une carte postale nous indique que la personne a pris, non seulement le temps de nous écrire, mais également de la choisir. Cela nous touche, nous fait plaisir. En est-il de même lorsque nous recevons un SMS qui peut supposer un envoi groupé ?

La télévision, outil de communication par excellence, est devenue un membre de la famille. L'INSEE nous dit qu'en 2010 : quatre foyers sur cinq possèdent plus d'un téléviseur. A l'origine, cet outil est arrivé dans les foyers pour apporter de l'information et des divertissements, créant ainsi de vrais moments de partage. Aujourd'hui, la télévision est devenue notre propre ennemi et nous éloignent les uns des autres, inconsciemment : « je ne veux pas louper cette émission, on en reparle plus tard ça va commencer » ; « tu devrais regarder c'est trop génial !» ; « moi j'ai envie de regarder ce programme et toi, tu vas regarder quoi ? ».

Elle nous fait oublier nos problèmes en nous parlant de ceux des autres ou en nous divertissant. Nos discussions sont, elles aussi, centrées sur ces émissions et ainsi nous parlons plus des personnages télévisuels que de nous.

C'est un outil puissant qui doit être maitrisé si nous ne voulons pas en devenir esclave. Et lorsque vous y rajoutez la tablette, le smart phone et l'ordinateur, cela ne laisse que très peu de place à la discussion des ressentis de chacun sur la journée passée.

Faute de pouvoir échanger sur nos ressentis ou notre malêtre, nous regardons ces émissions qui sont de plus en plus tournées vers les difficultés et les soucis de personnes lambda. Combien d'émissions parlent ou traitent des problèmes des autres, des quotidiens compliqués et de relations qui se dégradent entre les personnes :

« C'est ma vie », « Cauchemar en cuisine », « Toute une histoire », « un nouveau look pour une nouvelle vie », « Le Grand Frère », un plus ancien « C'est mon choix ». Toutes ces émissions permettent à des couples, des familles, des individus ordinaires de passer une étape difficile de leur vie.

Si ces émissions peuvent avoir une dimension (pseudo) cathartique (il est en effet rassurant de constater devant son poste que ses propres difficultés n'ont pas l'ampleur de celles qui paraissent à l'écran), il ne faut pas perdre de vue qu'elles sont scénarisées, découpées, montées de manière à satisfaire les exigences économiques en termes d'audience et de recettes publicitaires.

Quel impact ont-elles réellement sur les familles qui voient ainsi leurs difficultés exposées de façon grossie, déformée à des millions de téléspectateurs dont leurs proches, leurs voisins, leurs employeurs, etc. ?

Ci-dessous un appel à témoins pour une émission :

« Bonjour,
Dans le cadre d'une nouvelle émission, nous recherchons des personnes correspondant au profil suivant :
Êtes-vous à un carrefour déterminant de votre vie ? Êtes-vous sur le point de prendre une décision qui va changer votre vie ?
Nous réalisons un programme qui tente d'aider les gens à trouver des solutions à leurs problèmes personnels et les mettre sur la bonne voie. Dans ce but, nous recherchons des individus ou des couples sur le point de prendre une décision clef sur un aspect précis de leur vie.
- Nous recherchons des personnes qui ont besoin d'être guidées dans leur vie, ou tout autre problème majeur qui les préoccupent.
Pendant une semaine, un groupe de personnes qui représentent l'ensemble de la population va essayer de vous aider à travailler sur votre dilemme et en vous offrant ses conseils.
Si vous vous sentez prêts à recevoir une aide extérieure et à remettre votre vie sur la bonne voie…
Si vous vous sentez concernés ou que c'est le cas d'un membre de votre entourage, n'hésitez pas à postuler.
Merci ! »

L'annonce est alléchante et nous fait oublier la raison première de la création de ces émissions : la consommation et donc l'audimat.

Certes un passage à la télé peut dynamiser une personne et lui permettre de surmonter des problèmes. Est-ce vraiment le moyen le plus structuré et le plus sécurisant de faire évoluer sa vie ? Suis-je au centre du processus ou un simple outil de consommation, de communication ? Quels sont les risques collatéraux ?

Quant au téléspectateur, je reprendrai simplement la citation de Pline (auteur romain, du 1er siècle, d'une encyclopédie « Histoire Naturelle ») utilisée par Montaigne :

« Chacun est à soi-même une très bonne discipline [sujet d'étude], pourvu qu'il ait la suffisance [capacité] de s'épier de près. »

(Il est plus facile de juger l'autre que de se regarder soi-même !)

Ce changement de mode de communication a donc des répercussions dans toutes les sphères de notre quotidien.

La société évolue et nous devons nous y adapter malgré tout, mais ce sont nos choix, nos goûts, nos envies et nos actes qui la construisent. Que souhaitons-nous réellement : simplement consommer, nous plaindre et subir ou, prendre en main notre vie et la vivre pleinement ?

C'est aujourd'hui un réel besoin que de communiquer sur notre mal-être et notre bien-être. Mais qu'en faisons-nous ?

La vie active s'accélère, la société évolue

Ce n'est pas par hasard que nous voyons arriver de l'Amérique du Nord et des Etats Unis, la notion de « coaching » en entreprise.

Aujourd'hui de nombreuses sociétés font appel à des coachs afin de redynamiser leur management et favoriser ainsi l'aboutissement d'importants projets. Les dirigeants comprennent, pour certains, que les relations humaines ont un rôle essentiel dans la réussite de l'entreprise. « Le coach d'entreprise » va avoir comme objectif d'augmenter les performances individuelles et collectives ; d'améliorer un processus, une méthode de travail ; de fédérer une équipe autour d'un objectif commun ; ou encore d'accompagner un changement au sein même de l'entreprise.

Notre motivation et notre implication sont étroitement liées à la compréhension de la finalité de notre travail, de notre rôle et de notre place.

Le coach va donc être à l'écoute des besoins de chacun, va repérer leurs compétences et ainsi redonner du sens en favorisant la communication.

L'essor du coaching est donc flagrant et il s'organise : des centres de formation privés fleurissent, certains établissements universitaires ont créé un cursus spécifique. Certaines organisations professionnelles tentent de fédérer les coachs et codifient les règles du métier. Les choses s'accélèrent.

Je pense que cela est une bonne chose pour ce qui concerne le coaching d'entreprise mais j'avoue être beaucoup plus réservé en ce qui concerne le coaching de vie.

Le temps semble nous manquer et nous cherchons donc à simplifier notre quotidien, un impact non négligeable sur notre façon de réfléchir et d'agir.

Notre pensée propre est simplifiée : nous ne cherchons plus à comprendre comment une chose fonctionne, ni pourquoi elle ne fonctionne plus. Il nous est plus simple de la remplacer. Il nous est également plus simple de mettre notre enfant devant la télé ou sa console plutôt que de prendre le temps de discuter ou de jouer avec lui ; de partir en vacances en faisant croire que tout va bien au lieu de prendre en main notre relation de couple.

Notre quotidien s'accélère, le temps passe de plus en plus vite, et passera de plus en plus vite si nous ne prenons pas le temps de ralentir, de nous poser, de nous interroger sur ce que nous vivons.

Sarah Bakewell (romancière anglaise) écrit dans « Comment Vivre ? Une vie de Montaigne en une question et vingt tentatives de réponses» :

« Suivant le mot de Sénèque (Philosophe espagnol mort en 65 après J.-C.), la vie ne prend pas le temps de vous rappeler qu'elle passe. Le seul qui puisse vous le rappeler c'est vous :

> *Elle ne fera pas de bruit, ne t'avertira pas de sa rapidité ; elle coulera silencieuse. [...]Qu'arrivera-t-il ? Tu es occupé, la vie passe ; cependant la mort viendra et il faudra que, bon gré mal gré, tu aies du temps pour elle. »*

Ce que je retire de cette citation c'est que :

Pour comprendre et apprécier la vie, cela demande un effort, celui de se poser, de regarder, d'écouter, d'échanger et de partager.

Cette façon actuelle de penser et d'appréhender les événements nous conduira, sans nul doute à des remords : « Je suis passé à côté, je n'ai pas pris le temps de te regarder, de te comprendre, j'avais sûrement d'autres choses à faire. »

Il est parfois difficile de prendre conscience, de se remettre en question, quand tout semble rouler. Comme il est vrai que plusieurs raisons nous amènent à éviter cette remise en question : la peur ; le soit disant manque de temps ; la certitude que tout va bien ; le scepticisme ; le déni et le rejet de la responsabilité sur l'autre.

Pourtant, c'est avec et par les autres que nous évoluons. Seul, nous ne faisons que survivre.

La vie n'est pas simple, c'est une évidence pour la majorité des gens. Elle n'en est pas pour autant compliquée, je dirai plutôt qu'elle est complexe. Souvent nous nous sentons désarmés face à certains évènements comme par exemple : notre premier enfant, notre premier job, un licenciement, le mariage, une rupture amoureuse, la maladie, la solitude, la perte d'un être cher...

Bref, à chaque fois que notre vie évolue, nous avons tendance à confondre complication et complexification.

Prendre conscience de la complexité de notre vie, c'est se donner les moyens de la rendre moins compliquée et ainsi de pouvoir traverser les épreuves plus facilement.

Conclusion

Les rencontres nous construisent ou nous détruisent, tout dépend comment nous les abordons et ce que nous en faisons.

Je définis plus mon métier comme un accompagnement au développement, qu'il soit personnel, familial ou professionnel.

Le terme de coaching de vie, est certes encore flou, mais il regroupe deux notions importantes qui sont l'accompagnement vers un mieux-être Co-décidé, et la notion de dynamique.

Ce nouveau métier laisse une place à la liberté de la personne accompagnée, et également à celui qui le pratique. Il possède donc une perversion, un danger. S'assurer des convictions et des motivations de la personne qui va nous accompagner me parait primordiale.

La recherche du bonheur n'est pas une utopie, la recherche du bonheur ultime en est une. Il est donc possible d'être heureux, encore faut-il en prendre le risque. Dans toute quête, nous partons à l'aventure : nous savons ce que nous cherchons, mais nous ne savons pas ce que nous allons trouver, ni comment cela va se dérouler.

L'important est de partir avec quelqu'un de confiance qui a de l'expérience, avec qui nous serons à l'aise, qui trouvera le moment venu le ou les relais adéquats, et qui donnera du sens aux éléments trouvés.

En bref, un coach de vie c'est pour moi :
Une personne qui :

- Est sincère et vrai,
- Ne juge pas et respecte la liberté de l'autre,
- Est ouvert à l'inconnu et à la nouveauté,
- Reste fidèle à ses valeurs et ses convictions,
- Est en équilibre dans sa propre vie (travail d'introspection approfondi),
- Est une interface qui travaille en réseau,
- A différentes expériences professionnelles, riches de sens,
- Accompagne,
- S'adapte à la personne et à ses besoins,
- Permet l'émergence de prises de conscience,
- Aide à la prise de décision,
- Connait ses limites et propose des solutions adaptées,

Cette définition, nous pouvons la retrouver pour bien d'autres métiers liés à l'accompagnement, mais elle sera inévitablement indissociable de la personne qui accompagne, et sera donc quelque peu différente.

Je ne suis pas un Gourou, ni un diseur de bonne aventure, ni un médecin psychiatre. Je n'ai pas de boule de cristal, ni de manuels scientifiques, ni de recettes magiques.

Chaque projet, de quelque nature qu'il soit, nécessitera de la réflexion, du temps, des problèmes, des rêves, des prises de conscience, des doutes.

Si nous sommes présents, que nous avons envie, que nous comprenons, nous ne pouvons qu'avancer. Seul, cela est très difficile, et je dirai même impossible.

J'ai souvent entendu « je peux me débrouiller seul ; je suis capable de m'en sortir ; si je veux je peux le faire, c'est une question de volonté ». Ces personnes veulent se prouver ou prouver qu'elles sont capables de s'en sortir seules. Le jeu en vaut-il la chandelle ? Si le résultat n'est pas satisfaisant, la personne sera alors en deçà de son état de départ.

Pourquoi ne pas simplement tenter d'être accompagné tout en gardant le contrôle et la maitrise du déroulement ?

Vous pouvez noter ici vos réactions, vos ressentis, vos questions, votre analyse à chaud de ce dernier chapitre.

Épilogue

Je ne pouvais pas me lancer dans cette aventure sans écrire ce livre. Il est pour vous le moyen de me connaitre, de comprendre ma vision des choses. Pour moi c'est une évidence, un passage obligé.

Certaines personnes m'ont demandé pourquoi je ne me lançais pas plus tôt, que ce livre pourrait très bien être publié un peu plus tard. J'avais ce besoin mais j'avais du mal à l'expliquer.

Je comprends maintenant que je cherchais, au travers de ce livre, une certaine légitimité et à asseoir ma réflexion.

J'ai fait le choix de séparer les deux univers, personnel et professionnel, pour rendre mon histoire moins complexe. Vous ferez vous-même les liens, et comprendrez surement les interactions entre les deux. J'ai toujours fait attention à bien séparer ces deux espaces bien qu'ils se soient réciproquement fait évoluer.

« Le tout est plus que la somme des parties
et les parties sont dans le tout. »
Aristote

Je ne veux pas me substituer à un psychologue ou à tout autre professionnel. Je veux simplement proposer un accompagnement différent et complémentaire, basé sur mes expériences professionnelles, mes compétences, mon vécu et ma sensibilité.

Appliquer à soi-même cette philosophie de vie est une chose pleine de sens. C'est ainsi que j'ai pu aller au bout de ce projet, et décider de mon avenir.

Je prends évidemment un risque, mais aujourd'hui, c'est ce que je dois faire pour avancer. Un jour quelqu'un m'a dit « ne rêve pas ta vie, vis tes rêves ».

Je me livre comme je suis, peut-être un peu trop pour certains, mais en toute modestie. J'accepte de donner à l'autre ce que je suis afin de lui laisser le choix de me donner un peu de lui.

Cette méthode m'appartient et elle ne pourra séduire tout le monde. Je n'aborde que succinctement les axes de travail, et certaines problématiques car ce n'est pas l'objectif de ce livre.

Je m'expose, dans ce livre à une critique évidente qui serait celle de proposer une pratique qui existe déjà sous d'autres formes. Je ne prétends pas inventer ou réinventer une méthode, mais simplement démontrer que cela fait partie de moi.

Nombreux sont ceux qui ont écrit sur « le mieux-être », que ce soit en psychologie, philosophie ou sociologie. En comparant mes idées, je me retrouve, pour parties, dans les réflexions de certains.

Ce livre n'est pas une simple description de moi-même, de mes idées, de mes pensées. Je veux, ici, vous entrainer dans la mise en action au travers de ce que je suis, de ce que vous êtes.

Ce livre n'est donc qu'une introduction : lire est quelque chose de passif, bien que cela soit actif pour notre pensée, notre réflexion.

La lecture permet de prendre conscience, de se questionner, de découvrir, de partager. En ce qui concerne les écrits sur le « comment vivre » ou le « comment faire », il n'est pas toujours évident de mettre en œuvre les conseils ou les idées partagées.

L'objectif final de ce livre est donc de vous rencontrer afin de partager, de mettre en œuvre, de passer à l'action et ainsi vous aider à prendre en main votre présent et votre avenir, ceci en toute connaissance de votre accompagnateur.

Je termine ici en citant le témoignage d'une infirmière australienne, Bronnie Ware, qui a passé de nombreuses années à travailler en soin palliatifs. Elle a publié un livre intitulé « The Top Five Regrets of the Dying » (Les 5 plus grands regrets des mourants) :

1- « J'aurais aimé avoir eu le courage de vivre la vie que je voulais vraiment, pas celle que les autres attendaient de moi ».
2- « J'aurais dû travailler moins ».
3- « J'aurais aimé avoir le courage d'exprimer mes sentiments ».
4- « J'aurais aimé garder le contact avec mes amis ».
5- « J'aurais aimé m'accorder un peu plus de bonheur ».

Comme je l'évoque dans le premier chapitre, il me semble nécessaire d'échanger avec nos parents, nos grands-parents, avec tous ceux qui nous entourent sur leur vie, leurs réussites, leurs échecs et leurs choix.

Les regrets peuvent être bénéfiques seulement s'ils nous aident à comprendre et à avancer.

Maintenant, c'est à vous ...

La volonté de faire de ce livre un outil de partage interactif m'a amené à créer un blog dans lequel vous pourrez retrouver les thèmes majeurs abordés ici, et des espaces dédiés à l'échange.

Je souhaite m'ouvrir à de nouveaux horizons et c'est en cela que je sollicite votre concours. Chacun pourra donner son avis, ses ressentis, et ainsi enrichir notre réflexion commune.

La critique positive fait plaisir, la critique négative fait mal, la critique constructive fait avancer.

J'espère que vous avez passé un bon moment ; que nous nous sommes rejoints à certains moments ; que je vous ai donné l'envie de partager, d'en parler, et peut-être de me rencontrer.

Je vous remercie d'avoir pris du temps pour moi, pour me lire, en espérant que cela vous apporte un petit quelque chose.

Ce livre, un peu comme mon bébé, est pour moi non pas un aboutissement mais une grande étape de ma vie. Je l'ai fait sans prétention, en toute modestie et en toute transparence. Je ne me prétends pas être autre chose que ce que je suis, conscient de mes limites.

J'espère que vous comprendrez l'importance que peut avoir votre ressenti, votre réflexion, alors n'hésitez à laisser vos commentaires sur mon blog. Ces quelques minutes que vous prendrez seront pour moi une ressource essentielle.

Sincèrement.

Remerciements

Ce livre ne serait pas ce qu'il est sans la participation et l'implication des personnes qui ont répondu présentes.

Je tiens à remercier les membres de ma famille, et plus particulièrement ma mère qui a accepté de faire sa propre introspection et d'affronter les mémoires de ma grand-mère. Cela m'a permis de prendre du recul et d'être un peu plus objectif sur les évènements de ma petite enfance.

Le soutien de ma femme est un élément primordial dans cette aventure, aussi bien au quotidien que dans la relecture.

Carine s'est très vite impliquée dans ce projet. Sa relecture ou plutôt ses nombreuses relectures, m'ont permis de corriger des fautes mais surtout d'aller au bout de mes idées. Elle a été force de proposition et le titre du livre en est un beau témoignage, la préface un cadeau inestimable de par sa sincérité.

Victor, un ami professeur d'Histoire, a pris le temps de me relire et de corriger les dernières fautes, dans un temps plus que limité.

Jos, mon mentor, a su répondre à mes questionnements. Ensemble nous avons travaillé sur le sens des mots et son expérience d'écrivain est une aide précieuse.

Ariane, Babette, Thibault et Ana, Joan, Dominique, Romain, Mecky, Thomas, William, la sincérité de vos remarques a fait évoluer ma réflexion et donc ce livre.

Je n'oublie certainement pas toutes les personnes qui me soutiennent : mes sœurs, mes grands-parents, mes beaux-parents, mes oncles et tantes, mes amis (Michael et Sabrina, Victor, Cédric et Delphine, Sébastien et Céline, Gaëlle et Géraldine), mes copains (Mikaël, Boris, Nicolas et Anthony du club de foot de St Brice), mes anciens collègues (Maëlle, Philippe, Géraldine, Ingrid, Amélie, Audrey) et les nouveaux (Khadija, Mélanie, Pauline, Laurence), les personnes que j'ai accompagnées, les jeunes du LPA, et beaucoup d'autres (Françoise la cuisinière de l'école des filles, les collègues de ma femme, Stéphanie et Cédric nos voisins ...).

Je ne peux tous vous citer, ce n'est pas pour autant que je ne pense pas à vous.

Je souhaite également remercier mon imprimeur, Xavier. Il est éducateur spécialisé au sein d'un établissement médico-social de travail protégé, dont une des activités est l'impression et la reliure.

Cette modalité d'impression est en adéquation avec mes valeurs, mon projet et je suis très content d'avoir pu la réaliser ainsi.

C'est tout cela qui me porte, qui me donne l'envie d'aller au bout de ce projet.
Vous tous croyez en moi comme je crois en vous, alors merci du plus profond de mon cœur.

BONUS

- Quelques exemples concrets d'accompagnements vécus pendant ces dernières années.
- Bibliographie.
- Glossaire.
- La Couverture.
- Quelques citations qui me parlent.

Quelques exemples concrets d'accompagnements vécus ces dernières années :

Lorsque j'ai accompagné des personnes licenciées économique, j'ai pris conscience de l'importance de prendre en compte la globalité de la personne.

C'est ainsi que certain(e)s ce sont livrés et m'ont parlé de leurs difficultés personnelles. J'ai donc écouté, reformulé et tenté de trouver des clefs d'entrée adaptées, afin qu'ils trouvent leurs propres clefs de sortie.

Les fins de mes contrats ne m'ont pas toujours permis de mesurer les effets à long terme. Encore une fois, la limite d'un système !

Isabelle :

Je perçois très vite son stress et son manque de confiance en elle. Elle a la première abordé le sujet et de fil en aiguille, je lui fais prendre conscience de l'importance d'un suivi psychologique afin de tenter de sortir de ce mal-être. Après deux rendez-vous avec une psychologue, elle sent déjà les bienfaits de pouvoir se confier dans un cadre structurant et adapté

Je peux donc enclencher un travail sur ses compétences et ses capacités, mettant ainsi en avant ses qualités. La recherche d'emploi peut donc désormais s'envisager plus sereinement.

Alain :

Après plus de 20 ans dans la même entreprise de construction de bateau, le choc est très violent. Les premiers entretiens me le démontrent, et je comprends que le deuil sera long. Après quelques entretiens, il me propose de venir déjeuner chez lui car il me sait loin des miens et seul le midi.

Ce moment de partage privilégié dans un environnement sécurisé, pour lui, me permet d'aborder les choses d'une manière différente, moins conventionnelle. La discussion est d'autant plus riche que sa femme est présente. Elle s'inquiète pour lui.

Alain a ainsi pu prendre conscience que sa vie professionnelle n'est pas terminée, qu'il peut encore avoir des projets.

Cette confiance qu'il m'a accordée est venue du fait que je suis resté moi-même, sincère et simple, m'a-t-il dit.

Catherine :

L'histoire est un peu particulière. Elle vient d'une entreprise de mise en bouteilles et ne sait pas trop où aller. Sa passion pour le sport et le contact humain nous orientent vers les métiers de la vente d'articles de sport. Après plusieurs rendez-vous, je sens bien que les choses n'avancent pas. C'est alors qu'elle décide de me parler de ce qu'elle vit personnellement. Sa fille vient de faire un déni de grossesse et l'accouchement est très proche.

Cette situation l'angoisse pour plusieurs raisons. Je lui propose alors plusieurs possibilités d'accompagnement complémentaire. Elle choisit de se lancer et de rencontrer une kinésiologue. Après quelques séances, elle se sent mieux et accepte de prendre en main son présent et celui de sa fille.

Une fois ses propres soucis allégés, elle a pu se concentrer sur sa recherche d'emploi et commencer à réaliser plusieurs stages en entreprises.

Gaëlle :

C'est une jeune maman célibataire qui vient de perdre son emploi. Elle se retrouve surprise de ne pas avoir plus de succès que cela auprès des éventuels employeurs.

Nos échanges étant assez facilités par la proximité de l'âge, elle me livre le décès de son père et les relations conflictuelles qu'elle a vécues.

Elle regrette de ne pouvoir lui avoir dit ce qu'elle ressentait pour lui, aussi bien les éléments positifs que négatifs. Je lui parle alors de mes différents écrits et de ce que cela a pu produire comme apaisement.

Elle décide donc d'écrire une lettre à son père décédé et va jusqu'à lui lire sur sa tombe. Elle se sent capable d'affronter cela sans aide extérieure, tout en étant consciente du danger que cela peut représenter.

Cette étape lui a permis d'avancer et de mieux vivre sa relation aux hommes (personnelle et professionnelle).

Dominique :

Je ne suis pour elle que la représentation physique d'un système défaillant. Je suis à sa disposition et dois lui trouver un nouveau travail.

Je décide alors de lui dire que je ne fonctionne pas comme cela et que je ne suis pas un conseiller lambda. Je peux l'accompagner et l'aider dans ses démarches seulement si elle se met elle-même en action.

Cette mise au point, pas forcément évidente, nous permettra d'avancer ensemble, et elle décidera ainsi de prendre un poste dans une autre ville, de commencer une autre vie.

Jessica :

Le challenge est de la faire sortir de la pression qu'elle s'impose dans sa recherche d'emploi. Elle en oublie de vivre, ne se laissant pas le droit de passer à côté d'une offre. Elle reste devant son ordinateur guettant la moindre opportunité.

J'ai donc cherché à la rassurer et à lui faire prendre conscience que c'est aussi en ayant une vie sociale que les opportunités se multiplieront.

Après de nombreux entretiens, elle prend conscience que son profil intéresse les employeurs. C'est à elle de lâcher-prise et de définir ses priorités.

Nathalie :

Je me suis permis d'échanger avec elle sur sa vie privée, son projet professionnel étant défini et clair.

Elle vient de se faire offrir un très beau voyage et se retrouve dans l'obligation de laisser ses filles pour la première fois. Elle appréhende tellement cette séparation qu'elle pense même à refuser ce cadeau. Elle se projette et pense que ses filles vont vivre difficilement cette situation.

Elle pensait leur annoncer quelques heures avant son départ, afin d'éviter ce sentiment de culpabilité. Après plusieurs discussions, elle comprend que cela est dangereux et qu'elle se doit de les préparer tout autant qu'elle-même.

Une fois ce voyage réalisé, elle en revient heureuse et pleinement satisfaite d'avoir pu profiter de ce moment. Ses filles quant à elles, ont passé de très bonnes vacances chez leurs grands-parents.

Bibliographie

Vous trouverez ici des ouvrages venant d'époques et d'écrivains totalement différents.

Ces livres ne sont pas « ma bible ». Je me retrouve à certains moments à partager quelques idées ou réflexions de leurs auteurs.

Comme nous le sommes avec nos amis, nous ne pouvons être en totale adéquation avec une personne. Nous pouvons partager des avis sur un thème et être en désaccord sur d'autres.

C'est le mélange de nos origines, de nos histoires, de nos formations qui va enrichir notre propre façon de penser, nous faire évoluer.

Certains de ces ouvrages pourront vous intéresser, d'autres pas, à vous de juger.

Jacques ANDRÉ
« Eduquer à la motivation : cette force qui fait réussir», éditions l'Harmattan 2005.

Sarah BAKEWELL
« Comment Vivre ? Une vie de Montaigne en une question et vingt tentatives de réponse », éditions Albin Michel 2013.

Christophe CARRE
« Obtenir sans punir : le secret de la manipulation positive avec les enfants », éditions Eyrolles 2012.

Boris Cyrulnik
« La résilience ou comment renaître de sa souffrance », éditions Fabert 2009.
« Un merveilleux malheur », éditions Odile Jacob 1999.

Frédérique LERBET-SERINI
« La relation dual : Complexité, Autonomie et Développement », éditions l'Harmattan 2002.

Edgard MORIN
« Introduction à la pensée complexe », édition du Seuil 2005.

Jul et Charles PEPIN
« La planète des Sages –Encyclopédie Mondiale des philosophes et des philosophies », éditions Dargaud 2011.
(Actuelle, décalée, elle propose deux approches : celle, humoristique et irrésistible, de Jul et celle, analytique et pédagogique, de Charles Pépin. Ensemble, les deux auteurs ressuscitent et rendent accessibles les découvertes et les parcours de presque tous les penseurs qui ont fait la philosophie depuis trois mille ans. Jul illustre la pensée de chaque philosophe à travers des situations surréalistes et comiques, Charles Pépin rédige des « fiches » encyclopédiques limpides et malicieuses qui éclairent la réflexion de manière rigoureuse. A partir de 12 ans. »

Gaston Pineau
« Accompagnement Et Histoire De Vie », éditions L'Harmattan 1998.

Isabelle Queval
« Le sport : petit abécédaire philosophique », éditions Larousse 2009.

Carl ROGERS
« Le développement de la personne », InterEditions 2005.

Jean-Jacques ROUSSEAU
« Du contrat social », éditions Larousse 2013.
« Emile ou de l'éducation », éditions Flammarion 2009.

Serge TISSERON
« 3-6-9-12 : Apprivoiser les écrans et grandir », éditions Erès 2013
« Secret de famille, mode d'emploi », éditions Marabout 2013

Eckhart TOLLE
« Le pouvoir de moment présent », Ariane éditions 2000.

Bronnie WARE
« Les 5 regrets des personnes en fin de vie », Guy Trédaniel éditeur 2013.

Il existe de nombreux livres qui traitent de la vie, de notre quotidien. Mais suffit-il de lire pour comprendre et mettre en œuvre les concepts, les idées qui nous plaisent et qui semblent nous correspondre ?

Glossaire

Kinésiologie :

Relative à l'étude des mouvements du corps humain, de ses composants biologiques (anatomiques, physiologiques, neurologiques, biochimiques, biomécaniques) et sociaux (sociologie, histoire, psychologie). Le rapport entre la qualité du mouvement et la santé humaine globale est également étudié. Elle est issue des facultés d'Education Physique et Sportive au Québec.

En France, le terme kinésiologie est utilisé pour faire référence à la kinésiologie appliquée : technique de mieux-être qui a le même rôle qu'une thérapie, avec un accompagnement de la personne, et qui permettrait, selon ses utilisateurs, de dissoudre les blocages émotionnels, mentaux, grâce à un dialogue corporel à la recherche des solutions les plus adaptées. Le principe est que le corps conserve toutes les informations de son histoire et que la personne elle-même peut choisir de changer pour retrouver un équilibre.

Ostéopathie :

L'ostéopathie est un système de soins basé sur des techniques de manipulation, qui se concentre sur l'intégralité de la structure corporelle (Os, muscles, articulations et fonctions environnantes). Médecine complémentaire, elle s'intéresse non seulement aux symptômes physiques, mais aussi au style de vie, aux habitudes et l'état global du patient.

Psychanalyste :

Le métier de psychanalyste n'est pas validé par l'État, c'est-à-dire que ce statut ne nécessite aucun diplôme (contrairement aux psychiatres et aux psychologues) mais un psychanalyste est en règle générale affilié à une association ou école de psychanalyse.

La pratique de la psychanalyse suppose l'étude universitaire ou para-universitaire des textes théorico-cliniques d'analystes fondamentaux tels que Sigmund Freud, le fondateur de cette discipline, mais aussi Anna Freud, Mélanie Klein, Jacques Lacan et les écoles qu'ils ont fondées ou qui se réclament de leurs enseignements. Le psychanalyste en formation étudie aussi selon ses intérêts et les orientations du groupe auquel il appartient, les écrits des psychanalystes contemporains. Ce travail d'étude de la littérature psychanalytique se poursuit durant la vie professionnelle et donne souvent lieu à des travaux de recherche.

Psychiatre :

Un psychiatre est un médecin spécialisé en psychiatrie qui diagnostique, traite et tente de prévenir les maladies mentales, les troubles psychiques et les désordres émotionnels. Il peut parfois accompagner ses patients dans le cadre d'une psychothérapie.

Psychologue :

Un psychologue est un professionnel de la psychologie, discipline complexe qui regroupe de nombreux courants théoriques et pratiques notamment : psychologie clinique, cognitive, comportementale, développementale, sociale, du travail, animale, différentielle, expérimentale. Ces différents champs d'applications se rassemblent autour de cette étude scientifique des faits psychiques qu'est la psychologie (terme générique). Le psychologue, qui est spécialisé dans un courant scientifique spécifique, peut donc être un professionnel du fonctionnement psychique et des psychopathologies, du comportement humain, de la personnalité et ou même des relations interpersonnelles.

Psychothérapeute :

Les psychothérapeutes sont soumis à des règles éthiques strictes dans leur pratique. Les patients, des personnes en difficulté, sont vulnérables. Il est notamment nécessaire de veiller à respecter identité des patients, confidentialité des échanges, attitude neutre du thérapeute, absence de jugement, non-directivité et bienveillance. Même si la plupart des praticiens sont de bonne foi, le risque de manipulation par de

« faux praticiens » n'est pas négligeable, du fait de la position du psychothérapeute.

Selon la Mission interministérielle de vigilance et de lutte contre les dérives sectaires, « le domaine de la psychothérapie est un terreau propice aux dérives sectaires », car entre le patient et le psychothérapeute se noue une relation particulière. Pour les psychanalystes, le phénomène du transfert, qui fait que le patient peut développer des sentiments extrêmement forts (d'amour, de haine, de soumission, etc.) envers son psychothérapeute, peut permettre des dérives éthiques. Il est alors indispensable que le psychothérapeute ait une formation et une éthique rigoureuses pour éviter que ne se mette en place une relation d'emprise, comme on peut l'observer avec les gourous.

Sophrologie :

La sophrologie est une technique de relaxation basée sur des exercices de respiration et de gestion de la pensée. Elle est souvent utilisée pour combattre notamment le stress. Il s'agit d'une technique de relaxation qui plonge le sujet dans un état de semi-conscience. Il peut alors se concentrer sur un besoin bien spécifique.

- Gestion de la douleur physique ou liée à un traitement médical.
- Aide à combattre le stress et l'anxiété.
- Pour préparer un accouchement.

- Aide à combattre certaines addictions comme le tabagisme, l'alcoolisme ou les troubles alimentaires.
- Souvent utilisée pour détendre les sportifs avant une compétition.
- Améliore la concentration et la mémoire lors d'examens scolaires.
- Utilisée dans le traitement de la spasmophilie.

Quelques liens complémentaires :

http://www.lepoint.fr/dossiers/sante/medecines-alternatives/

http://www.sagesse-marseille.com/lhomme-sage

http://raphaellelaubie.com/fr/2011/11/27/histoire-du-coaching/

La Couverture

L'idée de cette couverture est née d'un échange avec mes amis.

Comment symboliser ma pensée, mes réflexions pour que celles-ci puissent accrocher le regard et susciter un questionnement ?

Je vais donc simplement vous faire part de la démarche qui a été la mienne et vous donner le sens plus au moins caché. Vous pourrez ainsi le comparer à votre première impression, votre propre interprétation.

La base

Le centre de mon propos étant « l'autre », j'ai voulu le représenter comme étant les pièces d'un puzzle.

Comme je le décris pour ma propre Histoire, nous sommes tous composés de plusieurs éléments à la fois distincts et en interrelation.

Les pièces assemblées au centre de l'image renvoient à un état présent de construction de soi, plus ou moins avancé.

Les autres pièces représentent certains éléments de notre histoire (vécu personnel et professionnel, projets, les différentes images de soi...) qui se trouvent éparpillés et plus ou moins éloignées de nous. Leur distorsion indique qu'elles sont en mouvement.

La notion de mouvement peut également être interprétée de deux manières :

Les pièces peuvent être amenés par des personnes de notre entourage, par les rencontres que nous faisons ou allons faire.

Et nous sommes nous même à la recherche de certaines pièces.

Le fond

L'herbe représente naturellement, de par sa couleur, l'espoir et de par sa texture un sentiment de bien-être et de confort. Elle est aussi synonyme de force et de fécondité. La notion de dynamique est représentée par le mouvement de l'herbe qui se courbe.

Le ciel bleu est parsemé de nuages car la vie n'est jamais toute rose. L'objectif est de comprendre et d'accepter ces perturbations pour les rendre plus légères, vouloir les effacer serait vain.

L'arbre est ici le symbole de la vie, de la croissance, de la sérénité. Dans le cycle naturel, les feuilles poussent, grandissent et meurent, et c'est alors que d'autres naissent. Cet arbre donne naissance à des fruits, qui une fois mûrs, le quitteront pour à leurs tours donner la vie, pour peu que la terre y soit fertile.

Ces racines lui permettent de se nourrir et de tenir le coup face aux intempéries...

Les effets visuels

Le cadre blanc représente la limite de mon propos, de mon champ d'action. Je reste ouvert à l'inconnu et aux différences, ce cadre n'est donc pas hermétique. Des pièces du puzzle pourront donc entrer dans ce cadre et y trouver leurs places.

L'effet flouté est là pour montrer que tout ne peut être clair et limpide. Un focus, une mise au point serait peut-être bénéfique...

La main, quant à elle, est très nette. L'idée est ici de mettre en avant ma propre mise au point.

La main tendue

Bien évidemment la main me représente, vous l'aviez tout de suite compris !!

J'ai choisi d'amener une pièce et non pas « la pièce », ce qui me permet de laisser la personne au centre du processus et donc de rester à ma place.

Je vous propose un petit bout de ce que je suis qui complètera, peut-être, une partie de votre puzzle.

Le titre

Comme je vous l'ai déjà dit, le mot « Coaching de Vie » je l'ai tout d'abord choisi par défaut. C'est par la suite, en faisant quelques recherches complémentaires que j'ai adhéré à cette notion en lui donnant un sens singulier.

J'ai donc mis mon nom en premier afin que l'on puisse rattacher la notion de coaching avec ma singularité, voulant ainsi éviter le sentiment d'un livre sur le coaching en « général ».

J'avoue que mon désir premier était de mettre mon nom en bas pour éviter de me mettre en avant.

Cette couverture, tout comme ce livre, je l'ai construite en échangeant avec mes proches, en prenant en compte leurs idées.

Je tiens ici à remercier particulièrement Stéphanie, qui a réussi à traduire ma pensée, mes envies en réalisant la composition technique. Son implication a permis l'émergence d'éléments pertinents et de donner tout son sens à cette couverture.

D'autres citations qui me parlent :

« Tout ce qui peut être fait un autre jour, le peut être aujourd'hui. »
Montaigne

« Il y a plus de courage que de talent dans la plupart des réussites. »
Felix LECLERC (poète et écrivain québécois)

«Permettre une montée en référence de l'être, plutôt que de l'avoir.»
Boris Cyrulnik

« Tout le monde est un génie. Mais si vous jugez un poisson sur ses capacités à grimper à un arbre, il passera sa vie à croire qu'il est stupide. »
Einstein

«A vouloir porter tous les paquets, il y en a toujours un qui tombe et puis un autre quand on va pour ramasser le premier.»
Jacques André

D'autres citations qui me parlent :

Question posée au *Dalaï-Lama* :
« Qu'est-ce qui vous surprend le plus dans l'humanité ? »
Il a répondu :
« Les Hommes... Parce qu'ils perdent la santé pour accumuler de l'argent, ensuite ils perdent de l'argent pour retrouver la santé. Et à penser anxieusement au futur, ils en oublient le présent, de telle sorte qu'ils finissent par ne vivre ni dans le présent, ni le futur. Ils vivent comme s'ils n'allaient jamais mourir... et meurent comme s'ils n'avaient jamais vécu. »

Lorsque l'on demande à un couple comment ils ont fait pour rester ensemble 65 années, la femme répond :
« Nous sommes nés à une époque où lorsque quelque chose se casse on le répare, on ne le jette pas. »

« Il faut viser la lune, parce qu'au moins si vous échouez vous finissez dans les étoiles. »
Oscar Wilde

Table des matières

PREMIER CHAPITRE

Comprendre et accepter le passé,
vivre au présent et construire le futur

DEUXIÈME CHAPITRE

Le monde du travail : un univers qui nous passionne, nous bouscule et nous construit

TROISIÈME CHAPITRE

Coach de vie, plus qu'un simple concept !

Bonus

FSC
www.fsc.org
MIX
Papier | Fördert
gute Waldnutzung
FSC® C083411

Kolibri 360 GmbH
Ferdinand-Jühlke-Straße 7
99095 Erfurt, Deutschland
produktsicherheit@kolibri360.de

Druck:
CPI Druckdienstleistungen GmbH
im Auftrag der
Kolibri 360 GmbH
Ferdinand-Jühlke-Str. 7
99095 Erfurt